体の痛み・不調は「お金をかけずに」自分で治せる

――得して健康になる話

科学ジャーナリスト
渡辺雄二

青志社

体の痛み・不調は「お金をかけずに」自分で治せる
——得して健康になる話

はじめに

膝の痛みや腰痛は自分で治せる

年齢を重ねるとともに、どうしても体が衰えてきて、あちらこちらに故障が現れてきます。たとえば、**膝の痛み**。これは多くの高齢者が経験しています。高齢者ばかりでなく、40~50代の人でも経験している人がいます。また、**腰痛**に悩まされている人も多く、こちらは年齢にそれほど関係なく、車を運転する時間が長い、パソコンに向かう時間が長いなど、長時間座っている人に多く見られます。

さらに高齢になるにつれて、体の免疫力が低下して、風邪をひきやすくなったり、傷口が治りにくくなったりします。また最悪の場合、**肺炎**を起こして、死に至ることもあります。ちなみに、日本で肺炎によって亡くなる人は、がん、心臓病に次いで第三位になっています。

このほか、**肌がカサカサする**、**髪の毛が薄くなる**、**お腹の調子が悪い**、あるいは**歯**

周病になって歯が抜けてしまう、**老眼**がひどくなるなど**加齢にともなって発生する体の不調**は数々あります。

そこで、こうした不調をなんとか解消しようと、整体院や鍼灸院、整形外科などに通っている人も少なくないでしょう。また、日常的にサプリメントを飲んだり、トクホ（特定保健用食品）を利用したり、あるいは医薬品を服用したりという人も多いことでしょう。しかし、これらによって本当に体の不調を解消できるのでしょうか。

整体院や鍼灸院、**整形外科に通えば**、**ある程度症状は改善**されると思いますが、**高い治療費**がかかります。また人によっては、いくら通っても改善されないということもあるでしょう。場合によっては、かえって悪化してしまったというケースもあるかもしれません。

また、**サプリメント**は、いかにも効果があるような宣伝がテレビＣＭなどによって流れていますが、**ほとんどは効果が確認されたものではありません**。トクホは、ある程度効果が認められていますが、それは決して大きいものではなく、その割には値段が割高になっています。医薬品は、臨床試験によって効果が確認されていますが、対症療法的なものが多く、根本的に不調を改善するものは少ないのが現状です。

お金をかけずに体の不調を解消

整体院や整形外科などに行くにしても、サプリメントやトクホなどを利用するにしても、いずれもお金がかかります。しかし、**お金をかけずに**膝の痛みや腰痛、下痢、便秘、風邪などの**日常生活で発生する体の不調を解消する方法がある**のです。

たとえば、膝の痛みは関節の軟骨がすり減ってしまい、骨と骨がこすれて起こることが多いのですが、それを解消するためには、軟骨の状態をしっかりとさせることです。そうすれば、骨がこすれることはなくなって、痛みもなくなるはずです。そのためには、軟骨の成分を生成するような食品を積極的に食べることが必要ですが、本書では、それを具体的に示しています。

また腰痛は、二足歩行をするようになった人間の宿命であり、誰もが多かれ少なかれ経験するものです。しかし、腰痛に効くツボを自分で押したり、あるいはテニスボールを痛む個所にあてがうなどして、自分で治すことが可能です。これならほとんどお金はかかりません。

また、下痢や便秘は、医薬品やサプリメントを買って服用しなくても、梅干しやプレーンヨーグルトなどを食べることによって、改善することができます。風邪も、風邪薬を買わなくても治すことできます。

これらはほんの一例ですが、同じようなケースはたくさんあるのです。それらを具体的に示したのが本書です。

自分の体は、自分で管理するということが基本です。自分の体を一番わかっているのは、自分だからです。ですから、医師や整体師などに頼らずに、**体の不調は自分で治すのが一番よい**のです。そうすれば、下手に医者に診てもらって、かえって症状が悪化するという心配もありません。

私も62歳を過ぎて、体の痛みや不調を感じる時がしばしばありますが、本書で紹介した方法によって、解消することを心がけており、実際に解消できているケースも多いのです。ですから、それらの方法をぜひみなさんにも知っていただきたいのです。

しかも、**本書で紹介したものは、すべて「お金をかけずに」、そして自分でできる**

ものですから、どなたでも行うことが可能です。もちろん一人暮らしの方にもらくらくできます。

不必要なものをなくして健康に

それから、本書では無駄なものをなくして、**健康を維持しようという考えのもとに、本来は必要ない生活用品を具体的に示して、その問題点を指摘**しています。その代わりの製品が必要と考えられる場合は、低価格で安全なものを紹介しています。

私は『週刊金曜日』という雑誌の「買ってはいけない」というコラムで、１９９７年2月からこれまで20年間、市販されている食品やサプリメント、医薬品、生活用品などについて、製品名と企業名入りで、問題点を指摘してきましたが、つくづく感じるのは、日常生活に必要のない製品がひじょうに多いということです。

つまり、本来必要のないものが次々に売り出され、テレビＣＭなどによって宣伝され、それを多くの人が購入しているということです。その結果、ウサギ小屋に例えられる狭い家の中は、必要のない製品であふれかえっている状態です。

必要ないどころか、それを使うことで、体の不調を起こしているケースもあります。
たとえば、歯周病に悩まされている人が多いですが、その原因は、市販の歯磨き剤にあるのです。また、肌荒れに悩まされている人もいますが、市販のボディソープが原因している場合があります。結局、企業が利益を得ている裏で、消費者が体の不調に悩まされているという図式になっているのです。

これは、もう不合理としか言いようがありません。**わざわざお金を払って、結果的に不健康になっている**のですから。しかし、こうしたケースがとても多いのです。

こんなことを続けていると、最終的にはお金が無くなって、体のあちこちに不調が発生するということになってしまうでしょう。こんなバカげたことは、是が非でも避けたいものです。ぜひ本書を参考にして、お金をかけずに、健康を維持するように心がけてください。

目次

体の痛み・不調は「お金をかけずに」自分で治せる
——得して健康になる話

第3章 高価なトクホはいらない

第4章
体の不調を起こす生活用品はやめよう

第5章 こんな生活用品は必要なし

おわりに　196

脳閣の深層底流を解く　193

ブックデザイン　塚田男女雄（ツカダデザイン）

第1章

膝・腰の痛み、下痢・便秘・風邪を治す

得1 格安ゼラチンパウダーで、膝の痛みを和らげる

階段がつらそうな高齢者

私は、千葉県内のある大手私鉄の駅を毎日利用していますが、その階段をつらそうに上っている、あるいは膝を押さえながら一段一段下っている高齢者をよく見かけます。膝が痛いようで、それをかばうため、そうした動きになってしまうのでしょう。

高齢者が膝に痛みを覚える場合、多くは変形性膝関節症です。これは、膝の関節にかかる負担が積み重なることで、クッションの役目をしている膝の関節軟骨がすり

減ったり、変形したりすることによって、膝に痛みや障害が発生するというものです。

変形性膝関節症の主な症状は、「膝がこわばる」「歩くときに膝が痛み、とくに階段を下りたり、上ったりするときに痛む」「膝が曲がりにくくなり、正座ができない」「膝が完全に伸ばせない」などというものです。とりわけ、歩く時や坂道を下った時、あるいは階段の上り下りに痛みが増幅されて、ひどい場合は歩行が困難になってしまいます。そのため、思うように外出できなくなるケースもあります。

変形性膝関節症はなぜ起こる?

変形性膝関節症の原因は、老化と肥満とされています。一般に加齢にともなって、代謝が悪くなり、骨や軟骨の生成が悪くなります。当然ながら膝の関節を形成している軟骨も生成が悪くなって、すり減ったり、変形したりするケースが出てきます。また、太るとそれだけ膝に体重がかかるので、関節への負担が大きくなって、軟骨に異常が現れると考えられています。

老化が原因となると、防ぎようがないように思われがちですが、決してそうではありません。**変形性膝関節症は、膝の軟骨がすり減ったり、変形するなどの異常によって起こるわけですから、軟骨を正常な状態に戻してやればいいわけです。つまり、軟骨の代謝を活発にし、その生成を促してやればいい**のです。

関節を形成する軟骨は、65～80%が水分で、残りの固形成分のうち、半分はたんぱく質の一種のコラーゲンで、できています。コラーゲンは、人間の体の全たんぱく質の30%を占めていて、軟骨のほか、皮膚、骨、血管、歯、眼、腱、内臓など全身に分布しています。若い時には、代謝が活発ですから、体内でコラーゲンも盛んに生産されますが、加齢とともに代謝が悪くなり、コラーゲンの生産も低下していきます。

その結果、軟骨に供給されるコラーゲン量が減って、すり減ったり変形したりしてしまい、変形性膝関節症になるケースがあるのです。ですから、それを防ぐためには、コラーゲンの生産を活発にして、膝・軟骨の形成を促してやればいいのです。

ゼラチンで体内コラーゲンの生成を

その一番の方法として、市販のゼラチンパウダーを積極的に食べることをおススメします。ゼラチンとは、豚や牛、魚などのコラーゲンを少し分解したもので、それを乾燥させたのがゼラチンパウダーです。したがって、ゼラチンパウダーを食べるということは、コラーゲンを摂取することと同じなのです。

私たちの体内では、コラーゲンが常に生成されていますが、そのためには原料となるグリシンやプロリンなどのアミノ酸が必要です。それを供給するためには、コラーゲンを含む食べ物を食べることです。コラーゲンが消化液によって分解されてグリシンなどのアミノ酸となります。そして、コラーゲンの生成が促されるのです。

ゼラチンパウダーを食べることは、コラーゲンを食べることと同じですから、コラーゲンの原料となるアミノ酸が供給されます。そのため、体内でコラーゲンの生成が活発になるのです。

実は私は、10年以上ゼラチンパウダーを積極的に食べています。パソコンに向かう時間が多く、運動不足だったせいか、恥ずかしながら、51歳の時に坂道を下るときや歩いているときに、膝に痛みを感じるようになってしまいました。そこで、痛みを解消する方法はないものかと自分なりに研究し、変形性膝関節症のことを知り、それを治すには軟骨をしっかりした状態にすればよいことがわかったのです。
そして、そのためにはコラーゲンを補給することが重要であるという結論にいたり、市販のゼラチンパウダーを積極的に食べるようになったのです。

膝の痛みが取れた！

私が食べているのは、［ゼライス］（マルハニチロ）というゼラチンパウダーです。豚から得られたコラーゲンを処理したもので、添加物は含まず、90％以上が実質的にはコラーゲンです。夏場は、それでコーヒーゼリーを作って食べ、冬場はみそ汁やカフェオレなどに直接入れて飲んでいます。

私の場合、ゼラチンパウダーを積極的に食べ始めてからしばらくして、膝の痛みが取れました。そこで、周囲の60歳以上の人にそれを勧めると、「膝の痛みがとれた」という声を何人からもいただきました。おそらく膝の軟骨が形成されて、関節が正常な状態に戻ったと考えられます。

［ゼライス］は普通のスーパーで売られており、7袋（1袋が5g）で200円（税

込）前後です。1袋でコーヒーゼリーを4〜5個作れますので、とても経済的です。コーヒーゼリーは、1日に1個くらい食べれば十分です。ちなみに、一般にコラーゲンの1日推奨量は1〜1・5gといわれているので、ゼラチンパウダーもそのくらいを摂るのがよいでしょう。

なお、ゼラチンパウダー以外でコラーゲンを摂りたいという人は、牛すじなどコラーゲンを多く含む食べ物を食べるとよいでしょう。**牛すじには、100gあたり5gのコラーゲンが含まれます。このほか、鶏の軟骨、鶏砂肝、鶏もも肉、鶏手羽先、鶏皮、豚レバー、豚スペアリブ、豚こま切れ、ハモの皮、ウナギ、鮭の皮などにも多く含まれています。コラーゲンを多く含む食べ物を食べることによって、グリシンなどのアミノ酸が供給され、体内でコラーゲンが生産されやすくなります。**

なお、ゼラチンパウダーの効果やコーヒーゼリーの作り方などについて詳しく知りたい方は、拙著『**健康に長生きしたけりゃゼラチンを食べなさい**』（青志社）をご参照ください。

得 2

腰痛は鍼灸院に行かなくても、ツボ押しやテニスボールで解消できる

腰痛に効果的なツボ

腰痛は、二足歩行をするようになった人間の宿命といえます。頭と上半身の体重がすべて腰にかかり、しかも、人間の頭（脳）は重いので、その負担がとても大きいのです。そのため、程度の差こそあれ、腰痛はすべての人が抱えている問題といえます。とくに年齢を重ねるにつれて、腰痛に悩まされる人は増えていきます。

腰痛を解消する方法としては、まずツボ押しが挙げられます。人間の体にはさまざ

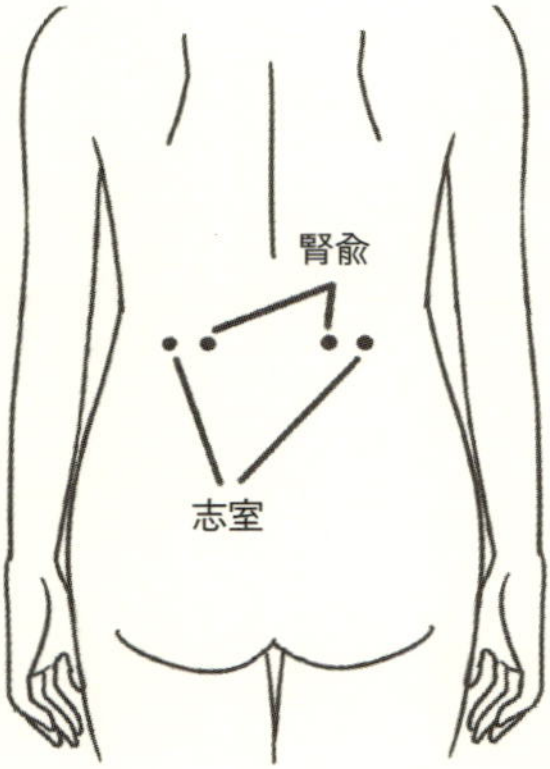

腎兪：へその位置の後ろの背骨から、人差し指の幅約２本分外側にある。

志室：へその位置の後ろの背骨から、親指の幅約３本分の外側にある。

まな箇所にツボがあって、それを押すことによって、痛みや不調が解消されることがわかっています。とくに腰痛の場合、ツボを押すことが効果的とされています。

中国の漢方医学の本には、それぞれの症状に効くツボが詳しく載っていますが、腰痛に効くツボは、背骨の両側にあって、とくに腎兪《じんゆ》と志室《ししつ》というツボが効果的とされています（上図参照）。腰が凝っているとき、あるいは腰に痛みを感じるとき、さらには慢性腰痛にも、これらのツボを押すことが効果的とされています。

押し方は簡単です。両手を背中に回して、親指でそれらのツボを押します。ボールペンを使って押すのもよいでしょう。軽い腰痛なら、

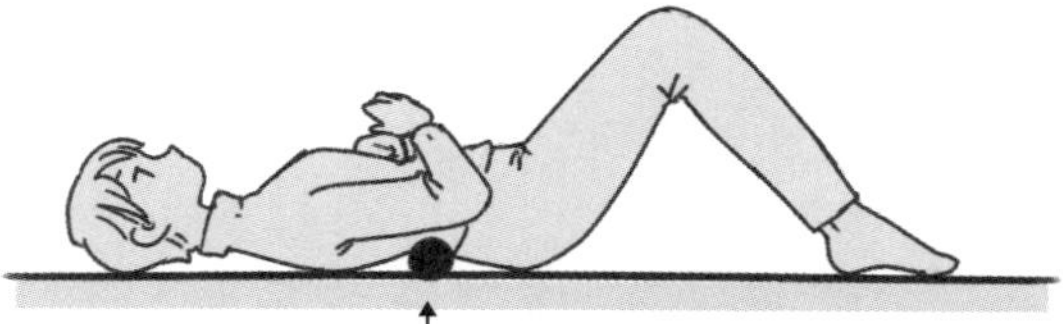

硬式テニスボール1個または2個

このツボ押しでおそらく解消されるはずです。

当然ながらこれならまったくお金はかかりませんし、手軽にできるので、ぜひ試してみてください。

テニスボールで腰痛解消

次にテニスボールを使った腰痛解消法を紹介しましょう。これは知り合いの鍼灸師に教えてもらった方法です。まず、硬式テニスボールを1個、あるいは2個用意します。すでに使用しているものでかまいません。そして、仰向けに寝て、それらを上図のように痛みを感じる箇所に当てます。そして、テニスボールにしばらく体重をかけ、体を浮かせます。

ボールによる圧迫によって一時的に血流が止まり、体を浮かせることによって一気に流れ出します。そのことによって、**血行がよくなり、また老廃物が流れて、腰痛が解消される**のです。しかし、あまりグリグリやるのはよくないとされています。かえって、悪化する危険性があるからです。

ただし、痛くない程度に軽くグリグリするのなら、おそらく悪化することはなく、腰が楽になると思います。なお、軟式でも硬式でも野球のボールを使うと、硬すぎて腰痛が悪化することがあるのでやめてください。

私も腰が痛くなった時に、テニスボールを使っていますが、腰を動かして軽くグリグリすると、指圧やマッサージを受けているような感じになって、腰が楽になります。簡単ですので、みなさんもぜひ試してみてください。ただし、あまり長くやりすぎると、かえって腰痛が悪化する心配もあるので、短めに行うようにしてください。また、自分には合わないなと感じた時にはすぐにやめてください。

腹筋と背筋の運動

このほか、腰痛解消の方法としては、腹筋と背筋の運動を毎日行うことが挙げられます。

腰痛は、運動不足や加齢などによって、腰の筋肉である腹筋と背筋が弱ってくるために、起こることがわかっています。ですから、それらの筋肉を鍛えることで、腰痛は解消できるのです。

実は私も以前は慢性的な腰痛に悩まされていました。パソコンに向かって原稿を書いている時間が長いため、椅子に座った状態が続くことになります。そうすると、腰に負担がかかり、ジーンとした痛みを感じ、それが続くのです。椎間板ヘルニアとか、ぎっくり腰とか、そういう耐えられないような強い痛みではありません。ジーンとした痛みです。おそらく会社でデスクワークをしている人も、同じような痛みを感じている人が少なくないのではないかと思います。

私は運動不足によって、それらの筋肉が弱っているのだと思いました。また、50代の半ばごろになっていたので、加齢によっても、それらの筋肉が弱っていることが考えられました。

慢性的な腰痛が消えた！

それからというもの、私は毎日腹筋と背筋の運動、さらに体の前屈を、仕事の合間または寝る前に一日一回行うことにしました。腹筋運動は、仰向けに寝て両手を頭の後ろにして、上半身を軽く起こします。背筋運動は、腹筋運動と同じ姿勢で、腰から背中をそらします。体の前屈は、腹筋運動と背筋運動をした後に、上体を起こして、頭を足のほうに付けるという運動です（36ページ図参照）。

まず腹筋と背筋の運動を10回、そして、前屈を20回、次にまた腹筋と背筋を10回、前屈を10回、さらに腹筋と背筋を10回行います。これでそれぞれがトータルで30回となります。それをしばらく続けているうちに、腰痛はなくなりました。以前はパソコンに向かって原稿を書いていると、ジーンとした痛みを感じていたのですが、これらの運動するようになってからは、そうした痛みを腰に感じることはなくなったのです。

そして、62歳を過ぎた今も、毎日腹筋運動、背筋運動、体の前屈を行っているためか、腰痛は感じません。腰痛で悩まされている人は、一度試してみてください。ただし、くれぐれも腰に負担がかからないように気を付けてください。

〈腹筋と背筋の運動〉

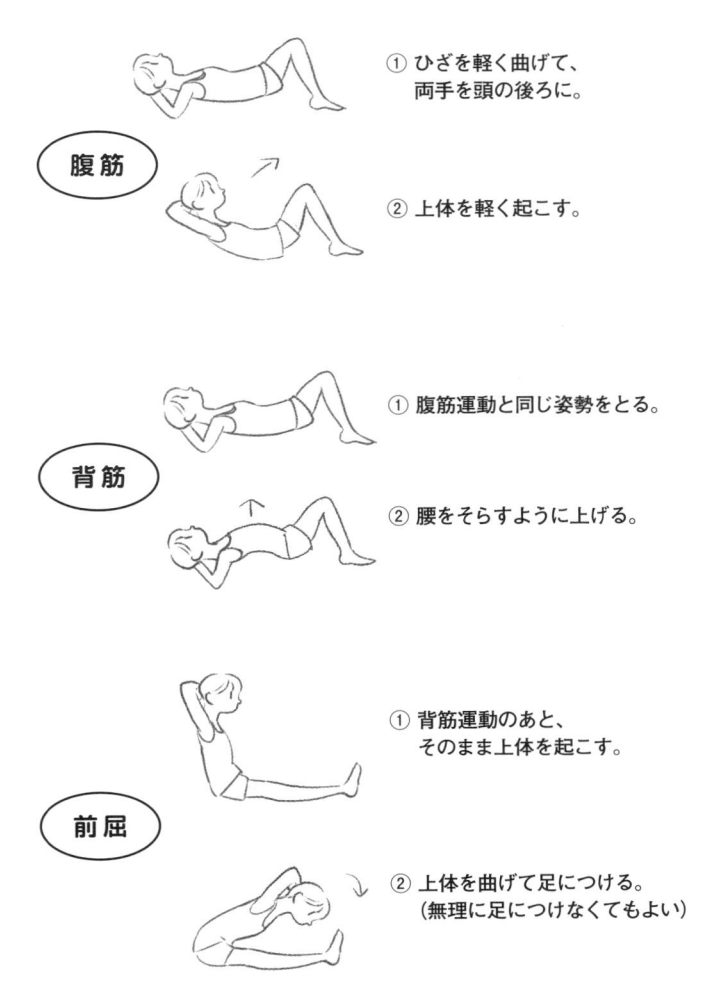

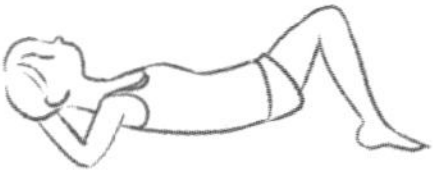

① ひざを軽く曲げて、
両手を頭の後ろに。

腹筋

② 上体を軽く起こす。

① 腹筋運動と同じ姿勢をとる。

背筋

② 腰をそらすように上げる。

① 背筋運動のあと、
そのまま上体を起こす。

前屈

② 上体を曲げて足につける。
(無理に足につけなくてもよい)

得 3

下痢は下痢止め薬を飲む必要なし。うめぼし番茶で快腸に

下痢は有害なものを排泄する現象

下痢をよく起こす人は、「お腹が弱い」と見られがちですが、一概にそうともいえません。なぜなら、下痢は体にとってよくないものが消化管に入り込んできた際に、それをいち早く体外に排泄してしまおうという現象であり、その意味では、体を有害なものから守るというものなのです。ですから、下痢を起こしやすい人は、有害なものに対して敏感であり、それだけ自己防衛反応が強いという見方もできるのです。

下痢を起こす原因はたくさんありますが、通常は傷んだ食べ物や食中毒菌が付着した食べ物を食べてしまう——この二つが多いでしょう。また、古くなった油を含む食品を食べた場合も、下痢を起こすことがあります。油は古くなると酸化して、有害な過酸化脂質を多く含むことになるからです。

こうした下痢は、体にとって害のあるものを早く排泄するための現象といえます。傷んだ食べ物というのは、一部が腐敗しているということですから、それは、有害なものができている可能性もあり、体にとって好ましいものではありません。そこで、それを防ぐために消化管はそれを早く外に出してしまおうとします。

また、最近では、サルモネラ菌やカンピロバクターなど食中毒菌が原因の下痢が増えています。細菌自体が有害か、あるいは有害な毒素を作り出します。いずれにしても体にとっては害のあるものです。消化管はそれらをいち早く排泄しようとして、激しい下痢となって現れるのです。

［正露丸］は体にとってよいのか!?

したがって、下痢止め薬を飲んで無理に止めてしまうと、排泄が十分行われなくなる心配があります。これは、有害なものが体内にとどまるということであり、かえってマイナスの影響をもたらすことになるのです。ですから、下痢止め薬を飲むのは、よくない場合もあるのです。

下痢止め薬は数多くありますが、昔から使われている代表格は、［正露丸］（大幸薬品）です。これは、木クレオソートを主成分とした製品で、黒い玉になっていて、鼻を突くにおいがします。

木クレオソートは、ブナやマツなどを炭化する際に得られる木タールを蒸留して精製された液体で、石炭から作られたクレオソートと区別するために、木クレオソートと言われています。この木クレオソートには、大腸の蠕動《ぜんどう》運動を抑制し、また、腸内の細菌の活動を抑えるという働きがあります。そのため、下痢が止まるのです。なお、これは第2類医薬品です。

しかし、それが体にとってよいことなのかというと、はなはだ疑問です。確かにこれで下痢はある程度治まるのかもしれませんが、前述のように下痢というのは、体にとって有害なものをいち早く排泄させる現象です。そのために、大腸が激しく蠕動運動を起こし、それを腸内から外に出そうとするのです。痛みは、急激な蠕動運動によってもたらされるものです。

その蠕動運動を木クレオソートによって無理に止めるというのは、有害物の排泄を遅らせるということです。これでは、有害物が長時間消化管内にとどまって、吸収されて全身に回ることにもなりかねません。

乳酸菌を使った下痢止め薬

下痢止めには、ほかに乳酸菌を主成分としたものがあります。これは、木クレオソートを主成分とした薬に比べて、即効性は劣っています。なぜなら、腸内細菌のバランスを整えて、下痢を改善しようというものだからです。

実は大腸には信じられないくらいたくさんの細菌が棲みついています。大腸菌や乳酸菌、ビフィズス菌、ウェルシュ菌など、その種類はおよそ１００種類、そしてそ

の数はなんと100兆個におよぶといわれています。**人間の細胞は全部で約60兆個ですから、それよりも多い細菌が大腸に棲みついている**のです。

これらは腸内細菌といわれますが、それは大腸と共生関係にあります。すなわち、細菌は住み家を貸してもらう代わりに、食べ物の消化を助けたり、栄養素を作って提供したりしているのです。

ところが、栄養が偏ったり、お酒を飲みすぎたりすると、腸内細菌のバランスが乱れて、有害物質を作るような細菌、いわゆる「悪玉菌」が増えてしまいます。すると、腸内環境が悪化して、悪玉菌優勢となって、下痢などの症状が起こると考えられています。

その乱れた状態を正そうというのが、乳酸菌を主成分とした下痢止めなのです。善玉菌である乳酸菌を大腸に送り込んで、悪玉菌の勢力を抑え込もうというものです。

したがって、乳酸菌が勢力を増して、悪玉菌を抑えこむまでには時間がかかるので、即効性は期待できないのです。また、悪玉菌が増えて起こった下痢以外には、効果はあまり期待できないことになります。

下痢には梅干し番茶を

前述のように下痢とは、有害な物質や細菌を早く体外に排泄するための現象ですから、無理に抑えるのはよくありません。むしろ排泄を促進する必要があります。さらに、腸内環境の乱れを整えてやる必要があります。それを同時に行えるものとして、「梅干し番茶」をおススメしたいと思います。

これは、私が祖母から教えてもらったもので、下痢をした時には、この梅干し番茶を飲むようにいわれ、それを実行しています。飲むとお腹が楽になります。そして、しばらくすると、下痢の状態が穏やかになります。

梅干し番茶の作り方は、いたって簡単です。熱いお湯で番茶を淹れて湯呑み茶碗に注ぎ、そこに梅干しを入れて、スプーンなどで砕きます。そして、お湯がぬるくなったら、梅干しとともに飲みます。これだけです。手間もお金もほとんどかかりません。

梅干しにはクエン酸などの酸が豊富に含まれているため、強い殺菌作用があります。夏場には弁当のごはんのうえに梅干しを載せると、ご飯が腐りにくくなりますが、梅干しの殺菌作用によるものです。ですから、梅干しを食べると、腸内で増殖した悪玉菌を抑えたり、また食中毒を起こす菌の増殖を抑えると考えられます。

中国では、梅は古くから漢方薬として使われており、梅を燻製にしたものを烏梅《うばい》と呼んで、下痢止めや食物・薬物中毒などに使われてきました。したがって、梅干しにも、それに近い効果があると考えられます。

また、番茶を同時に飲むことは、水分の補給になり、また腸の中の有害な物質や細菌を洗い流してくれるという効果も期待できます。こうした点で、梅干し番茶は、下痢をした際に、手軽に利用できるものとしておススメです。

なお、毎年夏場になると、熱中症で倒れたり、死亡する人が続出しますが、梅干し番茶は塩分と水分を同時に摂れるので、予防に効果があるといえるでしょう。

得 4

便秘は便秘薬を飲まずに、プレーンヨーグルトで改善しよう

便秘は腸内環境の悪化が原因

便秘で悩んでいる女性は多いようです。女性の場合、子宮によって腸が圧迫されるため、便秘になりやすいのです。もちろん男性も便秘になる人がいます。そこで、便秘薬を常用しているという人も少なくないでしょう。しかし、そんな薬をわざわざ買わなくても、通常の食品を食べることで、便秘を解消できるのです。

便秘の原因としてあげられるのは腸内細菌叢の乱れです。腸内細菌のバランスが乱

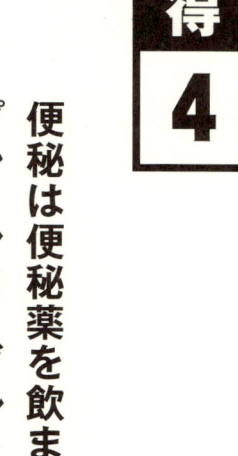

れて、有害物質を作るような細菌、いわゆる「悪玉菌」が増えると、腸内環境が悪化します。つまり、悪玉菌優勢となって、便秘や下痢などの症状が起こるのです。

ですから、**悪玉菌優勢の状態を改善して、善玉菌優勢の状態にすれば、便秘を解消できると考えられています。その方法としてもっともよいのは、善玉菌である乳酸菌やビフィズス菌を含んだヨーグルトを食べる**ということです。

プレーンヨーグルトの効果

ヨーグルトは様々な製品が売られていますが、代表的な製品の一つが、「明治ブルガリアヨーグルトLB81プレーン」（明治）です。これは、ブルガリアで古くから使われていた乳酸菌を使って作られたヨーグルトです。ちなみに、ブルガリアでは長寿の人が多く、その一因がヨーグルトをよく食べることと言われています。

この製品に使われているLB81乳酸菌は、善玉菌の代表格といえるもので、腸内の悪玉菌が増えるのを抑えて、腸内環境を整える働きがあります。健康食品の安全性や効果を調べている国立健康・栄養研究所の「『健康食品』の安全性・有効性情報」によると、女子大生１０６人に「明治ブルガリアヨーグルトＬＢ81」を食べてもらったところ、便通がよくなり、便秘が改善されたといいます。そのため、「お腹の調子を整える」トクホ（特定保健用食品）として、消費者庁から許可されています。

「明治ブルガリアヨーグルトＬＢ81プレーン」と同様に知られているのが、「森永ビヒダスＢＢ５３６プレーンヨーグルト」（森永乳業）です。これは、乳児の腸にいるビフィズス菌が入ったヨーグルトで、これも、お腹の調子を整えるトクホです。前出の『「健康食品」の安全性・有効性情報』によると、人での臨床試験で、排便回数や便性状の改善が認められているとのことです。

フルーツ味はＮＧ

もう一つおススメなのが、「小岩井生乳１００％ヨーグルト」（小岩井乳業）です。これも、トクホの許可を受けていて、「生きたビフィズス菌（ビフィドバクテリウム・ラクティスＢＢ-12）の働きにより腸内の環境を改善し、おなかの調子を良好に保ちます」という許可表示があります。

この製品は、お腹の調子を整えるだけでなく、とてもおいしいのです。生乳１００％であるため、舌触りがなめらかで、酸味の少ない、食べやすいヨーグルトに仕上がっています。そのため、プレーンですが、砂糖をかけなくても、そのまま十分食べられます。

なお、［明治ブルガリアヨーグルト］や［森永ビヒダスヨーグルト］の場合、イチゴやブルーベリーなどフルーツ味の製品も売られていますが、それらには刺激性の強い香料や安全性の不確かな合成甘味料が使われていますので、避けるようにしてください。あくまでプレーンの製品を選ぶようにしてください。

得 5

解熱鎮痛剤入り風邪薬を飲まなくても、風邪は治せる

風邪薬はウイルスを退治できない

ドラッグストアや薬局には、「ベンザブロック」（大正製薬）や「パブロン」（大正製薬）、「ルル」（第一三共ヘルスケア）などさまざまな風邪薬が売られていますが、主成分はいずれも解熱鎮痛剤です。つまり、発熱の症状を抑え、頭や関節などの痛みを抑えようというもので、アセトアミノフェン、またはイブプロフェンのどちらかが配合されています。

風邪薬を飲むと一時的に熱が下がって体が楽になり、また、頭痛やその他の痛みも和らぎます。しかし、それは一時的に熱が下がっただけで、たいてい時間がたつと、また熱が上がってしまいます。症状を一時的に抑えているだけであって、風邪の根本原因を解決していないからです。

風邪は、身近に存在するライノウイルスやコロナウイルスなどが原因です。それらがのどや鼻の粘膜で増殖し、炎症を起こすことによって様々な症状が現れる病気です。ですから、風邪を治すためにはこれらのウイルスを退治しなければならないのです。しかし、風邪薬に含まれる成分は、これらのウイルスを退治することができないのです。

風邪のウイルスを撃退できるのは、体の免疫しかありません。リンパ球などからなる免疫システムが風邪ウイルスを攻撃することでそれらを減らし、風邪を治してくれるのです。ただし、撃退するまでにはどうしても時間がかかります。ですから、一度風邪をひくと、治るまでに数日から1週間ぐらいかかってしまうのです。

栄養を摂って、体を温める

免疫は、体温が高いほうが強まります。風邪をひくと熱が出るのは、免疫がウイルスと闘っているからですが、それは結果的に体温を高めて免疫力を強めることになるのです。また、風邪ウイルスは高温に弱いので、ウイルスの活動を抑えることにもなります。

ところが、**解熱鎮痛剤によって熱を無理に下げてしまうと、体温も下がって免疫力が低下して**しまいます。さらに、**風邪ウイルスの勢いを増してしまう**ことにもなります。したがって、風邪の治りが遅くなってしまうのです。これは医学界では常識になっていて、たいていの医師は知っていることです。ですから、**解熱鎮痛剤でやたらと熱を下げてはいけない**のです。

風邪を治すうえでもっとも重要なことは、**免疫力を高くしてウイルスを撃退する体制を作る**ことです。そのためには、**栄養を十分に摂って、体温を高く維持する**ことです。なお、**ビタミンC**を摂るのも有効です。これまでの研究で、ビタミンCが風邪の回復を早めることが確認されているからです。また、**のどの痛みには、はちみつ**が効果的とされています（57ページ参照）。

免疫力を高めることが一番

私の場合、風邪をひいた際には、**卵や牛乳、肉類など栄養価の高いもの**を食べるようにして、**免疫力を高める**ことを心がけています。それから、ミカンなどを食べて、**ビタミンCを補給**しています。

さらに、漢方薬の葛根湯を飲むようにしています。葛根湯は、ひき始めの風邪に効果があるとされていますが、私はひき始めだけでなく、ずっと飲み続けます。葛根湯は、免疫力を高めることでウイルスを排除して、風邪を治そうというもので、単に症状を抑える一般の風邪薬とは違います。飲むと体が楽になって、効いているのを実感することができます。

ちなみに、葛根湯は各製薬会社から出ていますが、私が利用しているのは、**【カネボウ専科葛根湯】**（クラシエ薬品）という顆粒状の製品です。これまでいろいろな葛根湯を試してきましたが、この製品が一番効果を感じられたからです。

これまでの私の経験では、栄養や水分を十分とって、葛根湯を飲み続ければ、4～5日から1週間で風邪は完治しています。風邪をひいたら、一度試してみてください。

得 6

のどの痛みや荒れは、はちみつで解消

合成甘味料のスクラロース入りは要注意

冬場になると空気が乾燥するため、のどが荒れたり、痛みを感じる人が多いようで、それを和らげるためののど飴が各種売られています。また、指定医薬部外品のトローチやドロップなども売られています。

しかし、それらには注意すべき点があります。まず**のど飴**ですが、「ノンシュガー果実のど飴」（カンロ）のように**合成甘味料のスクラロースが添加**された製品が多いことです。

スクラロースは、ショ糖（スクロース）の三つの水酸基（－ＯＨ）を塩素（Cl）に置き換えたもので、悪名高い**「有機塩素化合物」**の一種です。有機塩素化合物は、農薬のＤＤＴやＢＨＣ、地下水汚染を起こしているトリクロロエチレンやテトラクロロエチレン、猛毒のダイオキシンなど、すべてが**毒性物質**と言っても過言ではありません。

舌がしびれた！

ただし、スクラロースが、ＤＤＴやダイオキシンなどと同様な毒性を持っているというわけではありません。それでも、妊娠したウサギに体重1kgあたり0・7gのスクラロースを強制的に食べさせた実験では、下痢を起こして、それにともなう体重減少が見られ、死亡や流産が一部で見られています。また、5％を含むえさをラットに食べさせた実験では、胸腺や脾臓のリンパ組織の委縮が認められました。また、脳にまで入り込むことがわかっているのです。

私はスクラロース入りの乳飲料やお菓子を何度か口にしたことがありますが、渋いような苦いような変な甘さを感じました。さらに、舌にしびれを感じ、それは長時間続いたのです。舌はセンサーの役目をしています。つまり、毒性があったり、腐敗していたりするものに対して、苦く感じたり、すっぱく感じたりするなどして、それらを拒否するようにコントロールしているのです。したがって、舌がしびれを感じるということは、それが体にとってよくないものであることを示しています。

以前ある出版社の女性編集者が我が家を訪ねてきた際に、あるメーカーののど飴を舐めていたのですが、「舌がしびれるようでおかしい」と言っていました。原材料を見ると、スクラロースが使われていました。スクラロースが舌の細胞を刺激したと考えられます。

アスパルテーム入りも避けよう

このほか、テレビCMで知られる［VC3000のど飴］のように**合成甘味料のアスパルテーム**が添加された製品もあります。アスパルテームは、アミノ酸の一種のL

－フェニルアラニンとアスパラギン酸、そして劇物のメチルアルコールを結合させて作ったもので、**砂糖の180～220倍の甘味**があります。1965年にアメリカのサール社によって、開発されました。

アメリカでは1981年に使用が認められましたが、アスパルテームを摂った人たちから、頭痛やめまい、不眠、視力・味覚障害などを起こしたという苦情が寄せられました。**体内で分解して、劇物のメチルアルコール**ができたためと考えられています。

また、1990年代後半には、アメリカの複数の研究者によって、アスパルテームが**脳腫瘍**を起こす可能性があることが指摘されました。

さらに、2005年にイタリアで行われた動物実験では、アスパルテームによって**白血病やリンパ腫**が発生することが認められ、人間が食品から摂っている量に近い量でも異常が観察されました。

ですから、**がんを引き起こす可能性が高い**ということです。こうした添加物はできるだけ摂取しないようにしたほうがよいのです。

なお、アスパルテームには必ず「L－フェニルアラニン化合物」という言葉が添えられていますが、これには理由があります。**フェニルケトン尿症**（アミノ酸の一種のL－フェニルアラニンをうまく代謝できない体質）の子どもが摂ると、**脳に障害が起こる**可能性があります。そのため、注意喚起の意味でこの言葉が必ず併記されているのです。

立証されているはちみつの効果

一方、指定医薬部外品のトローチやドロップには、セチルピリジニウム塩化物という**殺菌成分**が含まれています。これが、のどの粘膜で増殖し、のど荒れを起こしている細菌を攻撃して、荒れを改善するというわけですが、それは同時に**のどの粘膜細胞も攻撃**してしまいます。ですから、場合によっては、かえってのどの荒れがひどくなってしまうこともあるのです。

セチルピリジニウム塩化物は、副作用として、口やのどの刺激感やただれ、舌のしびれ、味覚異常、胃部不快感、吐き気、発疹、かゆみなどを起こすことが知られています。ですから、安易に服用するのはやめたほうがよいのです。

その代わりに、はちみつを舐める、あるいはのどに送り込むことをおススメします。**はちみつは昔からのどによい**とされていて、ベストセラー『医者の殺されない47の心得』（アスコム刊）の著者である近藤誠医師も、のど荒れにははちみつを推奨しています。

国立健康・栄養研究所の「『健康食品』の安全性・有効性情報」によると、はちみつについて「咳、糖尿病に対してヒトでの有効性が示唆されている」とのことです。とくに**のどの炎症を抑える働き**が確認されていて、「上気道感染症の小児270名（イスラエル）を対象とした二重盲検無作為化プラセボ比較試験において、フトモモ科ハチミツ（64名、平均27・5±13・9ヶ月齢）、ミカン科ハチミツ（62名、平均29±13・5ヶ月齢）、シソ科ハチミツ（73名、平均30±16・6ヶ月齢）を10g、就寝前30分以内に摂取させたところ、ハチミツを摂取したすべての群で、咳の頻度、重症度、不快度、本人および親の睡眠、総合的な症状スコアの改善が認められた」とのこと。

はちみつというと「値段が高い」というイメージがありますが、中には安い製品もあります。私が利用しているは、［セブンプレミアム純粋はちみつ］（セブン＆アイ・

ホールディングス）で、1本（150g）が289円（税込）とリーズナブルです。

また、コンビニやスーパーなどで売られている［はちみつ100％のキャンデー］（扇雀総本舗）は100％はちみつでできているので、はちみつと同様な効果が期待できます。

得7

手荒れ・肌荒れは内側からゼラチンで治せる

ひどい手荒れが治った！

冬になると、手が荒れて困るという人は多いでしょう。中には、一年中手荒れで悩んでいるという人もいるでしょう。そのため、市販のクリームを毎日塗って、手荒れを防いでいるという人も少なくないと思います。しかし、手荒れが起こるのは、基本的には皮膚の状態が悪くなっているからであって、それを直すためには、**内側から対応**することが必要なのです。

以前、ある出版社の40代の女性編集者と打ち合わせをしたとき、「冬場になるとひどい手荒れに悩まされていて、どんなクリームを塗っても治らなくて困っている」という話を聞きました。そこで私は、ゼラチンを食べることを勧めました。

それから、しばらくしてからのこと、「手荒れがなくなった」と、その女性編集者はとても喜んでいました。私の言うとおりに、ゼラチンを毎日食べていたといいます。その結果、おそらく**ゼラチンが体内で皮膚を構成するコラーゲンの生成を促し、皮膚の状態がよくなって、手荒れを起こさなくなった**のだと思います。

このほかにも、私の周辺では、私の勧めに従ってゼラチンを食べるようにしたら、肌がしっとりとして、手荒れが改善されたという女性が何人もいます。

皮膚の大部分はコラーゲンでできている

皮膚は、人間の体の中で最も大きな面積を持つ器官（組織）で、表皮、真皮、皮下組織の3層構造から成ります。（62ページ図参照）表皮は全身を保護している薄い層で、厚さは0・1～0・4㎜くらいで、一番外側に角質層があります。逆に一番深部には基底層があり、真皮と接しています。基底層では、新しい細胞が作られていて、細胞分裂を繰り返しながら押し上げられて、外側の角質層に達します。そして、いずれは垢として剥がれ落ちるのです。

次に真皮ですが、これは皮膚の中で一番厚い層で、1・5㎜前後あり、皮膚（肌）の本体といえるものです。真皮は、コラーゲンが線維状になったもので大部分を占められています。すなわち、真皮はほとんどがコラーゲンで構成されているのです。そして、その間に保湿成分である ヒアルロン酸などが存在します。さらに、血管やリンパ管、皮脂腺、汗腺、毛根などが存在しています。

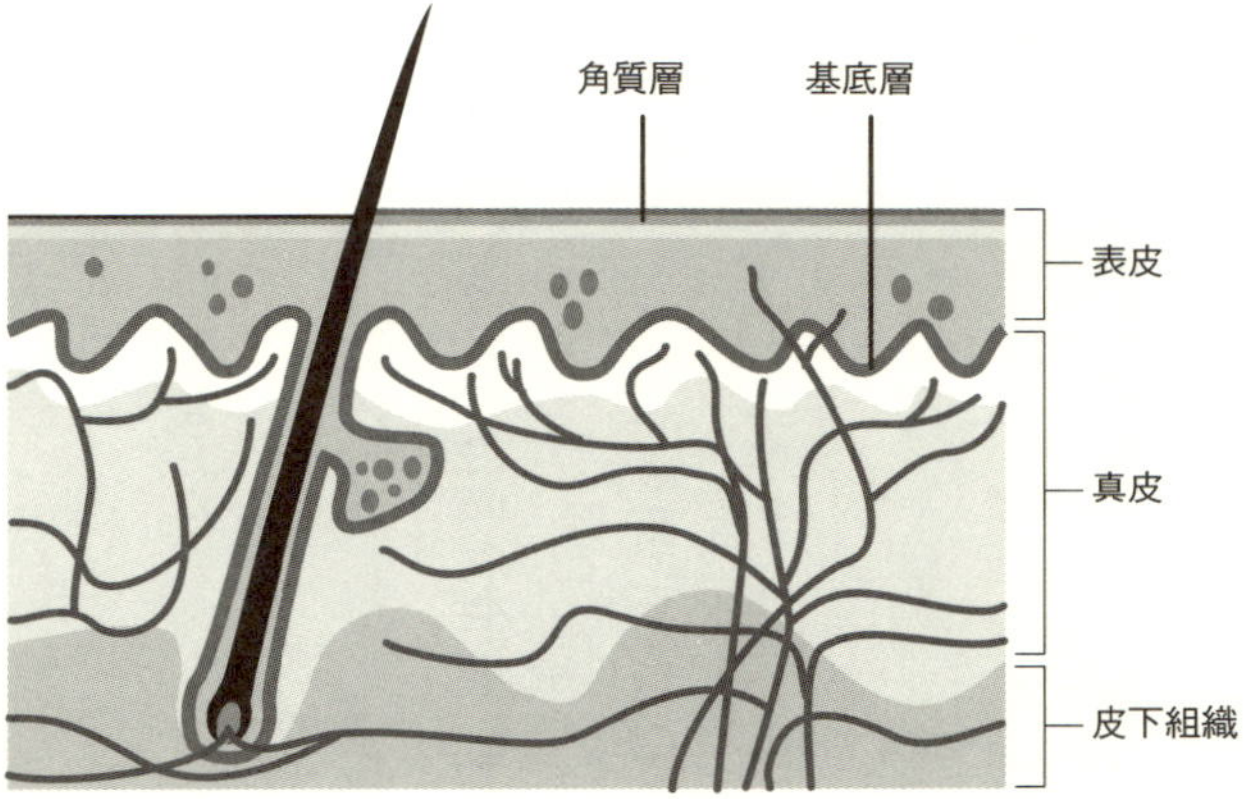

大部分がコラーゲンで構成された真皮は、肌を支えて、その形や弾力性を保つ働きがあります。**コラーゲンを作り出しているのは、線維芽細胞**という細胞です。つまり、常に線維芽細胞によってコラーゲンが生産されて、それをもとに真皮が構成されているのです。

ですから、**コラーゲンの生産が悪くなると、真皮の状態が悪くなってしまいます**。つまり、弾力性を失い、保水力も失われますから、カサカサしてくるのです。そのため、とくに乾燥がひどくなる冬場に手荒れが起こると考えられます。

体内でゼラチンがコラーゲンに

ゼラチンは、豚や魚などから得られるたんぱく質のコラーゲンを分解したポリペプチドです。ポリペプチドとは、**アミノ酸**がたくさん結合した状態のものです。人間の体の基礎となっているたんぱく質を作っているアミノ酸は、全部で20種類あります。それが組み合わさって様々なたんぱく質を作り出し、それが**筋肉や内臓などを作っている**のです。そのたんぱく質の一つがコラーゲンなのです。

コラーゲンは、アミノ酸の一種のグリシンが約3分の1を占めていて、アミノ酸のプロリンとヒドロキシプロリンが約20%ずつ、そして、アミノ酸のアラニンが約10%とかなり偏った構成となっています。ですから、体内でコラーゲンがスムーズに作られるためには、これらのアミノ酸が必要となるわけです。

ゼラチンは、これらのアミノ酸が結合した状態のものですから、それを食べれば、消化管で消化・分解されて、**必要なアミノ酸となって吸収**されます。そして、**皮膚の繊維芽細胞**に運ばれて、そこで**再びコラーゲン**となります。そして、それが真皮に供給されて、真皮がしっかり構成されることになるのです。

なお、アミノ酸のグリシン、およびプリシン、ヒドロキシプロリン、アラニンは必須アミノ酸ではありません。つまり、人間の体内でも作られるのですが、さらに外から補給してあげたほうが、コラーゲンの原料がより豊富となって、コラーゲンが活発に作られるようになると考えられます。

私の肌がしっとりすべすべに

前にも書いたように私は10年以上前から、毎日のようにゼラチンパウダー（ゼラチンを乾燥させて粉末状にしたもの）を食べています。夏場はそれでコーヒーゼリーを作って食べ、冬場はみそ汁やカフェオレにそのまま入れて飲んでいます。

私がゼラチンを摂取するようになったのは、膝が痛むようになって、原因が膝の軟骨がすり減っているからではないかと思い、軟骨成分のコラーゲンが体内でできるようにと、その原料となるゼラチンを意識して摂るようにしたからです。そのおかげで、膝の痛みはおさまり、さらに思わぬ効果が得られたのです。

ある日、寝ていて偶然足の甲を擦り合わせたところ、やけに皮膚がすべすべしていることに気付いたのです。それは、明らかにそれまでの感覚とはちがうものでした。そこで、手の甲や腕、顔の頬、首筋などに触れてみると、従来よりも明らかにしっとりすべすべしていたのです。

そこで、私はこの体験談を知り合いの人に話しました。周囲の人にもこの恩恵を分けてあげたかったのです。たとえば、中学時代の女性の同級生（宇都宮市在住）に電話で話したところ、彼女はさっそくゼラチンパウダーを買い込んで、コーヒーゼリーなどにして食べたといいます。すると、しばらくして効果が出始めたようで、「ほんとに手や腕の皮膚がしっとりすべすべになってきた」と、とても喜んでいました。

ビタミンCがコラーゲンの生成を促す

ところで、コラーゲンとビタミンCとは深い関係があります。一般に**「ビタミンCは肌にいい」**といわれています。これは、実は体内での**コラーゲンの生成を促すから**なのです。

ビタミンCが不足すると、壊血病という病気になることはよく知られています。この病気は、歯肉や皮膚などの血管がもろくなって出血し、歯肉炎や貧血、全身倦怠、衰弱などに陥る病気です。昔は、遠洋航海の船員によく見られました。ビタミンCを含む野菜が食べられないために、ビタミンC不足となって発生したのです。

なぜ、ビタミンCが不足すると壊血病になるかというと、ビタミンCは体内でコラーゲンの生成に欠かせない栄養素だからです。血管も皮膚と同様に大部分がコラーゲンで構成されているため、**ビタミンCが不足するとコラーゲンが作られにくくなってしまいます**。すると、**血管への供給が不十分**になって、**血管の構造が不完全**になってしまいます。その結果、**血管が破れやすく**なってしまうのです。とくにそれは歯肉や皮膚などの毛細血管で起こりやすく、それらの部位に症状が現れやすいのです。

血管と同じことが、皮膚でも起こります。つまり、ビタミンCが不足すると、真皮のコラーゲンが十分生産されなくなります。そのため、肌がカサカサするなどの肌荒れが起こると考えられます。逆から見ると、ビタミンCを十分に摂れば、コラーゲンの生産が活発に行われて、真皮が正常な状態になります。それによって、肌の状態がよくなるというわけなのです。

ただし、ビタミンCをいくら摂取しても、それだけではダメなのです。**体内でコラーゲンとなる原料がなくては、コラーゲンは十分に生成されない**のです。その原料を供給するには、**ゼラチンを摂ることが一番手っ取り早い**のです。

ゼラチンは血管も丈夫にする

さらに**ゼラチン**を摂取することで、**血管を丈夫にする**ことができます。なぜなら、血管もコラーゲンでできているからです。血管は、動脈、静脈、毛細血管に分類されますが、血液を全身に送り出す**動脈は、三層構造**になっています。内側のほうから、内膜、中膜、外膜といわれています。内膜の表面には、内皮細胞がタイルのように敷き詰められていて、血液と接しています。

中膜は、平滑筋と繊維質で構成されています。そして、繊維質を作っているのがコラーゲンなのです。このほか、たんぱく質の一種のエラスチンも、繊維質を構成しています。一番外側にある外膜は、主にコラーゲンおよびエラスチンから成る繊維質で、血管全体を保護しています。これらによって血管の弾力性が保たれているのです。

静脈も、その構造は動脈と同じで、内膜、中膜、外膜によって構成されています。ただし、動脈に比べて壁は薄くなっています。これは、動脈ほど内側から高い圧力が加わらないためです。毛細血管は、酸素と栄養を供給し、二酸化炭素と老廃物を受け入れるため、余計なものをつけず、内皮細胞と基底膜だけから構成されていますが、基底膜はコラーゲンなどによって構成されているのです。

つまり、**動脈**、**静脈**、**毛細血管**のいずれもが、**コラーゲンによって構成**されているのです。したがって、**コラーゲンが体内で十分に作られなくなると、血管はもろい状態になってしまいます**。その典型が、前述した壊血病です。

逆にコラーゲンが十分に作られれば、それが血管に供給されて、血管はしっかりとした頑丈なものになります。そうなれば、動脈や静脈の場合、血液の圧力が加わっても、それに耐えて破れるということはなくなります。また、毛細血管も基底膜がしっかりするため、破れるということはなくなり、紫斑病や鼻血などは起こりにくくなると考えられます。

体内でコラーゲンが作られやすくなるためには、それの原料となるグリシン、プロリン、アラニンなどのアミノ酸が必要です。それらは、**肉や魚などたんぱく質を多く含む食べ物**を食べることでも補うことができますが、もっとも**効率よく補う方法は、ゼラチンパウダーを食べること**なのです。

得 8

冷え性は、自家製生姜紅茶で解消しよう

まずは水分補給を！

女性で冷え性という方は少なくないようで、私の周辺にも何人もいます。もちろん男性でも冷え性の方はいます。冷え性とは、体全体は普通の状態なのに、手や足、臀部など特定の部位が冷たく感じることです。その最大の原因は、血行不良、すなわち血液の流れが悪くなることとされています。

手や足の毛細血管の血流が悪くなれば、酸素や栄養素の供給が少なくなって、エネ

ルギーの生産が悪くなりますから、当然体温が低くなって、冷えが起こるというわけです。

ですから、**冷え性を防ぐためには血行を良くする**ことが一番です。そのためには、**まず水分を多く摂る**ようにすることです。

体内の**水分が不足すると、血液が濃くなってしまいます。すると、当然ながら血液の流れが悪くなって、血行不良を起こす**ことになります。とくに末梢血管は、赤血球がやっと通れるくらい細いので、そこの流れが悪くなると、酸素と栄養素の供給が悪くなって、冷えという現象が起こることになります。こまめに水やお茶を飲むようにしましょう。冬場は寒いので、お湯や温かいお茶や紅茶などを飲むようにしてください。

生姜は代謝を活発にする

しかし、水分を補給しただけでは、なかなか冷え性が治らないという方もいると思います。そんな方には、**生姜紅茶**をおススメします。昨今、生姜は体を温めるということでとても人気があって、生姜入りの飲料や粉末なども各種出回っています。**生姜**には、ショウガオールやジンゲロンといった独特の成分が含まれています。それらには**殺菌作用**があり、また、**代謝を活発にする**働きがあります。『医者いらずの食べ物事典』（PHP文庫）の著者である石原結實医師は、その本の中で「ショウガには『意気、軒高、元気』の意味がありますが、科学的にも、全身の細胞の新陳代謝を亢進させ、特に大脳や延髄の呼吸・循環中枢を刺激して、全身の機能を高め、気力、体力、免疫力を高める、という、まさに心身の万病の妙薬というところです」と述べています。

「万病の妙薬」というのは少し大げさなようにも思いますが、**代謝を活発にすること**は間違いないようです。これは、**酸素や栄養素を利用して、エネルギーの産生を高めるということであり、換言すれば体温が高まるということでもあります。**

生姜紅茶はいたって簡単

ところで、そんな生姜を摂りつつ、**水分も一緒に補給し、体を温める**という方法があるのです。それが、生姜紅茶なのです。これは、特別なものではありません。**温かい紅茶にすった生姜をいれる**という、とても簡単なものです。

まず生姜をすりおろします。そして、紅茶の茶葉、あるいはティーバッグで紅茶を淹れ、そこにすりおろした生姜を二つまみくらい入れて、スプーンなどでかき混ぜれば出来上がりです。さらにはちみつや砂糖を入れると、とてもおいしく飲めます。

私は冬場になると、必要に応じて生姜紅茶を飲んでいます。すると、生姜の成分が吸収されていくようで、体がポカポカと温まってきます。とくに風邪をひきそうに感じた時に生姜紅茶を飲むと、体が温まって予防効果があります。

ただし、生姜は刺激性があるため、人によっては、胃に刺激を覚える人がいるかもしれません。そんな場合は、生姜の量を減らすなどして、工夫してみてください。

第2章 病気や体調不良をお金をかけずに防ぐ

得 9

歯周病を防ぎたいなら、歯磨き剤を使うのをやめなさい

歯周病は歯磨き剤が原因!?

今や歯周病になっている人は、成人の5人に4人と言われています。ほとんどの人は、毎日せっせと歯を磨いていると思いますが、それなのにどうしてこんなに歯周病が多いのでしょうか?

その原因は、実は**歯磨き剤**にあると考えられます。市販の歯磨き剤には、**合成界面活性剤**や**保存料**など刺激性の強い化学物質が含まれています。そのため、それを使っ

て歯磨きすると、歯茎や舌に刺激を感じ、また、それらを飲み込む心配があるため、どうしても**ブラッシングの時間が短くなりがち**です。その結果、**歯垢（プラーク）を十分除去することができず**、歯周病になる人が多いと考えられるのです。

歯周病とは、歯の周りの組織（歯周）が炎症などを起こして、不健康な状態になることです。歯の周りの歯肉が腫れたり、ブヨブヨしたりするなどの状態になるのが、歯肉炎です。さらにそれが広がって歯の周りの歯周が炎症を起こした状態が歯周炎です。歯肉炎と歯周炎を合わせて歯周病といいます。

歯周病を引き起こす歯垢

歯周病の場合、歯肉の炎症が進んで歯を支えている**歯槽骨**にまで影響が出てくると、歯が抜けてしまいます。**歯は歯槽骨によって支えられて固定されているのですが、歯周病が進むと、それがしだいに溶け出し始め、徐々に進行すると、やがては歯を支えられなくなって、歯が抜けてしまうことになる**からです。とくに**高齢者は、歯周病によって歯を失ってしまう**人が多いのです。

ところで、歯周病を引き起こす**最大の原因**は、**歯と歯茎の間にできる歯垢**です。これは、**食べかすや細菌、細菌の代謝産物**からなるものです。食事をした後に、鏡で歯を見ると、歯と歯茎の間に食べかすが白く付いているのがわかりますが、**時間がたつと細菌が増殖**して、代謝産物が出て、歯垢になるのです。ちなみに、**歯石**とは、**歯垢が石灰化したもの**です。こうなると、容易に除去することができず、歯科医院で取ってもらわなければならなくなります。歯石自体に病原性はありませんが、歯垢ができやすくなるため、歯周病が発生しやすくなります。

歯垢では細菌が増殖し、毒素を作ります。それが歯肉に作用して、腫れや痛み、変色、出血などを引き起こすのです。これが歯肉炎です。さらに、それが進行すると、歯の周りの組織が赤紫色になったり、腫れたり、出血したり、組織が縮んで歯が伸びたような状態になります。これが、歯周炎。歯周炎が悪化すると、歯を支えている歯槽骨が溶けてしまい、歯が抜けてしまうこともあるのです。

歯と歯茎の間を丁寧にブラッシング

また、歯垢に含まれる細菌は、歯を溶かす酸を出すため、虫歯も発生します。さらに、口臭の原因ともなります。つまり、歯垢は口内トラブルの元凶なのです。ですから、**口内を健康に保つためには、この歯垢を除去することが何より重要**なのです。

そのためには、**歯ブラシに歯磨き剤をつけずにブラッシングすること**が一番です。こうすると、舌や口内に刺激を感じないため、長時間ブラッシングをすることができるからです。

ブラッシングは、**歯と歯茎の間を小刻みに**行ってください。そうすることによって、**歯と歯茎の間に付着した歯垢を除去**することができるからです。歯ブラシは、少し硬めの方がよいでしょう。それを使って、**上の前歯、下の前歯、それらの裏側、さらに上の奥歯、下の奥歯と順番に丁寧に**行っていきます。したがって、どうしても時間がかかります。しかし、歯周病を防ぐためには、それは必要なことなのです。

私は25歳の時に歯科衛生士から、歯磨き剤を使わないでブラッシングをするという指導を受け、それをずっと守り続けています。そのため、62歳になるまで、一度も歯周病になったことはありません。歯茎はいつも引き締まっており、ピンク色をしていて、出血したり、腫れたりということもまったくと言っていいほどありません。しかも、歯磨き剤を買わなくて済むので経済的です。みなさんもぜひ実行してみてください。

得10

風邪予防は「イソジンうがい薬」よりも、水うがいがずっと効果的

うがい薬よりも、水道水がいい

冬になると、風邪予防のために毎日うがいをしているという人は多いと思います。なかには、「イソジンうがい薬」（シオノギヘルスケア）や「明治うがい薬」（明治）などのうがい薬を使っているという人も多いでしょう。しかし、うがい薬を使うよりも、水道水でうがいをしたほうが風邪は予防できるのです。

風邪の原因は9割がウイルスといわれています。それがのどや鼻などの粘膜に感染

して増殖し、炎症を起こします。その結果、のど荒れや鼻水、クシャミ、発熱、頭痛などの風邪の諸症状が現れるのです。ですから、**うがいによって風邪ウイルスの侵入を防ぐことができれば、風邪にかからないですむ**のです。

うがいをする際には、うがい薬を使った方が効果的と思っている人が多いでしょう。冬場になると、テレビで「うがい薬で風邪を予防しよう」という趣旨のＣＭが頻繁に流れ、その効果が強調されます。そのため、そう思い込んでいる人が多いのです。

しかし実際にはうがい薬を使うよりも、**水道水でうがいした方が風邪を予防できる**のです。それを立証したのは、京都大学保健管理センター（現・健康科学センター）の川村孝教授の研究グループです。

画期的な京都大学の疫学研究

同研究グループでは、２００２～03年の冬季、北海道から九州まで全国18地域でボランティア３８７名を募り、くじ引きで「特にうがいをしない群」「水うがい群」「ヨード液うがい群」の三グループに分けました。そして、それぞれのうがい行動を

2か月間行ってもらい、風邪の発症率を調べたのです。

「ヨード液うがい群」の場合、市販のヨードうがい薬を使いました。「イソジンうがい薬」に代表されるヨードうがい薬は、何種類か出ていますが、基本的にはどれも同じです。溶液1ml中にポピドンヨードという有効成分を70mg（約7％）含んでいます。そのほかに、エタノール、1-メントール、サッカリンNa、香料などが使われています。有効成分のポピドンヨードは、ヨウ素（ヨード）をポリビニルピロリドンという化学物質に結合させたもので、日本薬局方に収載された医薬品です。

「ヨード液うがい群」については、説明書に従い、溶液2～4mlを水約60mlで薄めて、1日に3回以上うがいしてもらいました。一方、「水うがい群」は、水約60mlと条件を同じにして、1日に3回以上うがいしてもらいました。なお、1日の平均うがい回数は、どちらも3・7回でした。

水道水うがいが一番効果的

その結果、「特にうがいをしない群」では、風邪の発症率が、1か月あたり100

人中26・4人と、およそ4人に1人が発症していました。一方、「水うがい群」では、同じく17・0人と、明らかに発症率が低下していました。つまり、水でのうがいによって、風邪を明らかに予防できたということです。

そして、「ヨード液うがい群」は、同じく23・6人という結果でした。つまり、「水うがい群」よりも風邪の発症率が約1・4倍も高く、「特にうがいをしない群」とそれほど変わらなかったのです。

その理由について、調査を行った川村教授は、**「ヨード液がのどに滞在する細菌叢を壊して、風邪ウイルスの侵入を許したり、のどの正常細胞を傷害した可能性が考えられる」**と分析しています。

結局、風邪予防には、余計なうがい薬は買わずに、水（水道水）でうがいをすることが一番よいのです。

得11 老眼には、ブルーベリーサプリより目の筋肉運動が効果的

ブルーベリーが目によい証拠はない

「ブルーベーリーは目によい」と一般に言われています。そこで、スーパーや青果店でブルーベリーを買ってきて食べたり、あるいはブルーベリーのサプリメントを飲んでいるという人もいるでしょう。しかし、ブルーベリーが目によいという確たる証拠はないのです。

ブルーベリーにはいくつか品種があって、その中にヨーロッパ南部に生息するビル

ベリーという品種があり、その果実にはアントシアニンという紫の果実が多く含まれています。それが目の機能を高めるということで、俗に「眼精疲労や近眼によい」と言われているのですが、その効果を裏付ける証拠はないようです。

サプリメントなどの安全性や有効性を調べている国立健康・栄養研究所の『健康食品』の安全性・有効性情報」によると、「ビルベリーの果実はアントシアニン類を豊富に含むため、俗に、『眼精疲労や近視によい』などといわれているものであるが、ヒトでの有効性については信頼できるデータが見当たらない。安全性については、通常食事に含まれる量の果実の摂取はおそらく安全であると思われるが、治療目的や大量摂取での信頼できるデータは十分ではない。葉は大量に摂取した場合、危険性が示唆されているため避ける」とのことです。

15人の視力のよい若年男性で行った二重盲検試験によると、ビルベリーエキス160mgを1日3回、3週間摂取しても、夜間の視力やコントラスト感度は、プラセボ（偽薬）群と差がなかったといいます。また、男性15名（25〜47歳）にビルベリー抽出液480mg／日（アントシアノサイド25%含有）を21日間摂取させた試験で、夜間視力およびコントラスト感度に影響は認められなかったといいます。

なぜ老眼になるのか?

ブルーベリーのサプリメントを利用している人の理由は、視力が衰えたというのが一番だと思いますが、その原因で多いのは、やはり老眼でしょう。私の周辺にも、50歳を過ぎて老眼で困っている人はたくさんいますし、かくいう私も年齢のせいか、老眼気味です。

ところで、なぜ老眼になるのでしょうか? 眼のレンズの役割をしている水晶体は、それを支える毛様体筋によって自動的にその厚みが調節されて、近くにあるものや遠くにあるものがはっきり見えるような仕組みになっています。

ところが、年齢を重ねるとともに**水晶体の弾力性が失われ**、さらに**毛様体筋の力が低下**してしまい、**水晶体の自動焦点機能が低下**してしまいます。そのため、ピントがあわなくなって、近くのものがぼやけて見えるようになってしまうのです。これが、**いわゆる老眼**です。

目の運動で視力回復

したがって、水晶体の弾力性を取り戻して、毛様体筋の力をもとのようにしてあげれば、老眼をある程度は改善できるのです。そのためには、**目の運動**をして、**筋肉の力を付けてあげる**ことが効果的です。その方法をお教えしましょう。

まず目をギュッとつぶって、さらに眼球を上、下、右、左と動かします。それを何度も繰り返すのです。眼球をグルグル回すのもよいと思います。これらによって、眼球を支えている眼筋がきたえられて、それにともなって**毛様体筋もきたえる**ことにつながるのです。

この方法は、視力向上に関する本やテレビなどでも紹介されているものですが、私も試したところ、確かに視力が改善されて、ぼやけていた新聞や本の文字がはっきり見えるようになりました。おそらく**毎日繰り返して行えば、かなり視力がよくなる**のではないかと思います。

得 12

石けんで髪を洗って、薄毛を防ぐ

「路上生活者にハゲはいない」

ベストセラー『医者に殺されない47の心得』の著者である医師の近藤誠さんは、その中で、作家の五木寛之さんとのとても興味深い対談内容を紹介しています。五木さんは、路上生活者に禿げている人がいないことに気づき、髪を洗うのをやめることにして、半年に一度くらいしか洗髪しなかったといいます。さすがに最近では、1か月半に1度は洗髪するようになったといいますが、確かに五木さんは80歳を超えた今でも、豊かな長髪を維持しています。

おそらく五木さんは、路上生活者を見て、「洗髪」がハゲの原因であると感じ、髪を洗わなくなったのでしょう。通常洗髪は、市販のシャンプーを使って行いますから、ここでの「洗髪」とは、当然シャンプーを使ってのものです。

ドラッグストアやスーパーなどには、実に数多くの種類のシャンプーが売られていますが、中身の洗浄成分はどれもほとんど同じです。それは、**合成界面活性剤のアルキルエーテル硫酸エステルナトリウム（AES）**です。

AESにはいくつか種類があって、シャンプーに使われているのは、ポリオキシエチレンラウリルエーテル硫酸ナトリウムで、別名、**ラウレス硫酸Na**といいます。さらに市販のシャンプーには、保存料の安息香酸塩やパラベン、タール色素、酸化防止剤のエデト酸塩など、刺激性のある化学物質が含まれているのです。

キューティクルを壊すシャンプー

これらの化学物質は、髪の毛を形成しているキューティクルを傷つけてしまいます。

キューティクルは、髪の毛の表面にある**ウロコ状の細胞**で、いわば**髪の毛を守っているもの**です。ですから、これが壊れると、髪の毛も傷むことになります。

医学博士の坂下栄さんの研究によると、**市販のシャンプーがキューティクルを破壊する**ことがわかっています。その研究は、『合成洗剤――買わない主義 使わない宣言』（メタモル出版刊）という本にまとめられています。それには、市販のシャンプーで洗髪することによってうけた髪の毛のダメージの実例が写真入りで紹介されています。

たとえば、毎日市販のシャンプーで洗髪しているという15歳の女性の毛髪の電子顕微鏡写真が掲載され、それについて、「表層に20層もあるキューティクルが全くない。深部の毛髄質の糸状の細胞が見られ、それも枝のようにはねている」と解説しています。

つまり、キューティクルが完全に破壊されてしまって、毛髄質がむき出しの状態になって、しかもその一部が飛び出して、曲がっている状態になっているのです。

この本には、ほかにいくつもの実例が載っています。毎日市販のシャンプーで洗髪している22歳の女性は、20層あるキューティクルが溶けてしまい、変形していました。また、同様に毎日洗髪している20歳の女性は、キューティクルが完全に破壊され、崩れ落ちていました。同様に毎日洗髪している45歳の男性は、キューティクルが溶けて落ちかけていました。

このように毎日市販のシャンプーで髪を洗っていると、キューティクルが破壊されて、髪が傷んでしまうのです。

毛根部のダメージで薄毛に!?

さらに、**シャンプーの成分**が、毛を作り出す**毛根部にダメージをあたえ**、毛が作られにくくなって、**結果的に薄毛に**なっていることも考えられます。

毛髪は、図のように毛幹と毛根とに分類されています。私たちが通常「髪の毛」と呼んでいるのは毛幹のことですが、**重要なのは毛根部**なのです。なぜならそこで髪が作られ、それが**きちんと機能しないと**、**髪の毛も成長しない**からです。

毛根部で毛が作られる仕組みは次のようなものです。毛細血管を通って運ばれてき

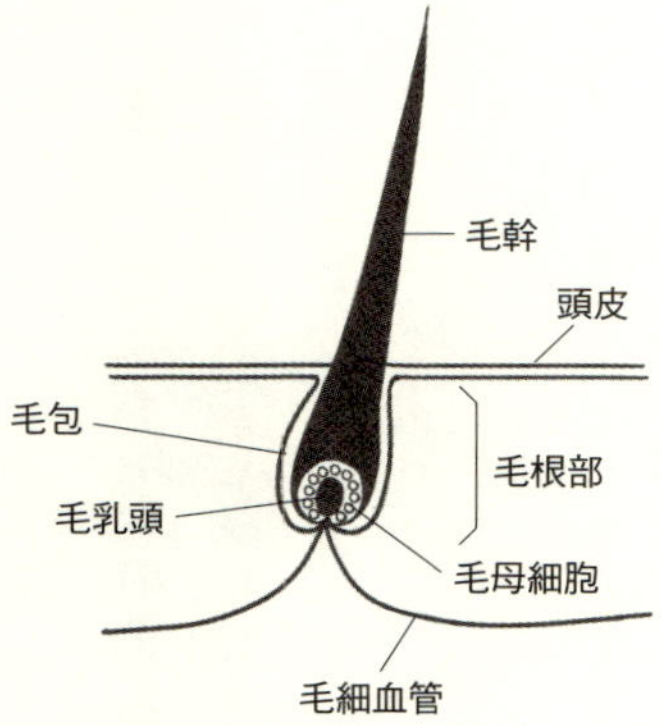

た栄養と酸素は毛乳頭に運ばれ、さらに毛母細胞に送られます。毛母細胞はいわば毛髪の元になる細胞で、その細胞が増殖して角化することによって、毛髪が形成され、押し上げるように成長していくのです。そして、その表面にできるウロコ状のものがキューティクルです。

ところが、市販のシャンプーに含まれる合成界面活性剤のＡＥＳや防腐剤、酸化防止剤、着色料などが、その大切な毛母細胞にダメージをあたえている可能性があるのです。ＡＥＳには、たんぱく質変成作用があります。それは皮膚の細胞にダメージをあたえていることであり、毛根部でも同様なことが起こっていると考えられます。

つまり、**毛穴の隙間から浸透したＡＥＳが、毛根部**

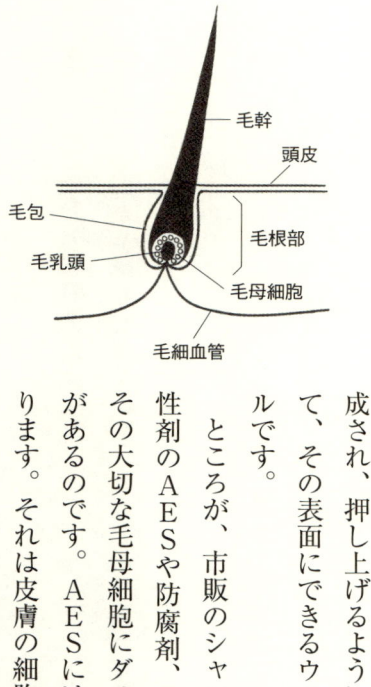

の毛乳頭、さらには毛母細胞に達して、それらにダメージをあたえていると考えられるのです。そして、**皮膚の細胞に対するのと同様に毛母細胞に対しても、変性作用を示している**と考えられます。

石けんによる洗髪のススメ

さらに、**防腐剤や酸化防止剤、着色料などの化学合成物質が毛穴から毛根部に浸透し、影響をおよぼしている**と考えられます。髪の毛の表面に付着したAESや防腐剤などは、お湯ですすぐことで洗い流すことができますが、**毛根部に浸透したそれらを洗い流すことは困難**です。したがって、**長時間に渡って影響をおよぼす**ことになります。

結局、毎日市販のシャンプーで髪を洗うということは、毛根部にダメージをあたえて、髪の成長を悪くし、**結果的に薄毛の原因**になっていると考えられるです。以前、親族の女性（当時40歳代）が市販のポピュラーなシャンプーで髪を洗っていたところ、髪の毛がしだいに薄くなっていくのが観察されました。おそらく毛根部がダメージを受けていたと考えられます。

では、どうしたらいいのでしょうか？　五木寛之さんのように1か月以上も洗髪しないというのは、現実的には無理な話です。髪が汚れてきて気持ちが悪いですし、臭ってきますので（それにしても、五木さんはどうして平気なのでしょう？）。そこで、**おススメしたいのが、石けんによる洗髪**です。

無添加石けんを使う

私の場合、無添加の固形石けんで体を洗っていますが、その石けんで頭も洗っています。洗い方は、ごく簡単です。シャワーで頭を濡らして、そのあと石けんを頭にこすり付けるのです。そして、シャンプーを使った時と同様に手で髪の毛を洗って、シャワーで石けん洗い流すというものです。**石けんは落ちやすいので、すすぎは簡単**ですみます。なお、石けんに髪の毛が何本か付着しますので、それはシャワーで洗い流すようにしています。

そのためか、62歳を過ぎても、五木さんと同じように髪はフサフサしています。講演の際に、時々自分の年齢を言うことがあるのですが、参加者の多くは、驚いたような表情をされます。62歳というと、髪の毛が薄くなったり、白髪が多かったりと、そんなイメージだと思いますが、それとはだいぶかけ離れているからでしょう。

ちなみに、前出の40代の親族の女性ですが、私のアドバイスで石けんシャンプーを使うようになってからは、しだいに髪の毛が濃くなっていき、普通の状態に戻っていきました。なお、**石けんシャンプーは、石けんの成分である脂肪酸ナトリウムや脂肪酸カリウムを水に溶かしたもの**で、ドラッグストアや生協などで売られています。

女性の場合、洗髪後にリンスを使う人が多いですが、石けんシャンプー用のリンスが売られています。また、**お酢をリンスの代わりに使う**のもよいでしょう。洗面器にお湯をため、そこに酢をスプーンで1～2杯入れてください。そして、リンスと同様に使ってください。**髪がサラサラ**になって、**頭皮の健康も維持**できると思います。

キューティクルが傷つかない

石けんで洗うと、キューティクルが傷つきません。前出の坂下博士の研究では、石けんシャンプーを使っていると、**キューティクルがきれいに保たれる**ことがわかっています。前出の著書には、生後から石けんシャンプーを使っているという8歳の男の子、および石けんシャンプーに変えて15年以上たつという40歳代の女性の髪の毛の電子顕微鏡写真が掲載されていますが、いずれもキューティクルはきれいなウロコ状に保たれています。

「石けんで髪を洗うとパサパサにならない？」という人がいます。確かに最初石けんで洗うと、油分が失われるため、パサパサした感じになるのですが、体というのは実にうまくできているもので、石けんで洗っているうちにだんだんそれほどパサつかなくなってくるのです。おそらく**頭皮が適度に脂肪を分泌するようになる**のだと思います。

得13

ワインを飲むと頭痛がする人は、格安の無添加ワインを

ワインを飲むと頭痛がする人が多い

今やワインブームといったような状況で、スーパーには外国産や国産のワインが各種ずらっと並べられています。それだけワインを好む人、とくに女性が増えているのでしょう。

ところが、困った問題があります。それは、「ワインを飲むと頭痛がする」という人が少なくないことです。私は添加物に関する講演を行った際に、「ワインを飲むと

頭痛がする人は？」と必ず参加者に質問するのですが、４人に１人くらいは手を挙げます。

ビールや日本酒、あるいは焼酎やウイスキーなどを飲んでも、頭痛を起こすという人はほとんどいません。では、どうしてワインだけ、頭痛を起こす人が多いのでしょうか？

その**原因は**、**酸化防止剤**としてワインに添加されている**亜硫酸塩**と考えられます。なぜなら、「頭痛がする」という人でも、亜硫酸塩が添加されていないワインを飲んだ場合は、頭痛がしないからです。

肝臓に対する悪影響

亜硫酸塩には、いくつか種類がありますが、ワインによく使われているのは**二酸化硫黄**です。二酸化硫黄は**有毒**で、空気中に０・００３％以上あると**植物は枯死**し、０・０１２％以上あると**人体に害**があります。ちなみに、三宅島が噴火した際に住民が島の外に避難し、その後なかなか島に戻れませんでしたが、空気中の二酸化硫黄の濃度が高かったからです。

ワインに二酸化硫黄を添加する目的は、酵母が増えすぎて発酵が進み過ぎるのを抑えたり、雑菌を消毒するためです。また、**ワインが酸化して変質するのを防ぐ**働きもあります。それで、「酸化防止剤」と表示されているのです。

しかし、二酸化硫黄を0・01％および0・045％含む水および赤ワインを、ラットに長期にわたって毎日飲ませた実験では、肝臓の組織呼吸に障害が認められました。厚生労働省は、ワイン中の二酸化硫黄の量を0・035％に規制しています。ということは、**市販のワインを飲み続けた場合、肝臓に悪影響が出る可能性が高い**ということです。

こうした毒性物質を、いくら酵母の発酵を抑えたり、雑菌の増殖を防ぐためとはいえ、飲み物に添加すること自体に大きな問題があるといえるでしょう。

無添加ワインは高くない

二酸化硫黄は毒性物質ですから、微量とはいえそれが体内に入ってくると、人によってはその影響で頭痛などの症状が現れると考えられます。それは、**体の拒否反応**といえるでしょう。つまり体が「もう摂取するな!」と訴えているのです。また、一種の化学物質過敏症という見方もできます。

化学物質過敏症というと、室内の壁や建材などから発せられる化学物質によって、目やのどなどに刺激や痛みを覚える症状が一般的ですが、場合によっては頭痛を起こすこともあります。その意味で、**ワインによる頭痛**は、**二酸化硫黄が原因の化学物質過敏症**ともいえるのです。

私はこれまでコンビニやスーパーなどの食品を扱った本を数多く出版してきました。そして、その中で酸化防止剤入りのワインを×(買ってはいけない)、酸化防止剤無添加のワインを○(買ってもいい)と判定してきました。そのこともあってか、無添加のワインがかなり増えています。

多少ジュースっぽい味ではありますが、まろやかな味で飲みやすい製品が多くなっています。値段も1本(720ml)が400~700円くらいと安いのです。「ワインは好きだけど、頭痛がするので」という人は、ぜひ酸化防止剤無添加ワインを味わってみてください。

なお、市販の酸化防止剤無添加ワインは、発酵が進みすぎるのを防ぐために酵母をフィルターで除去したり、また雑菌が増えたり、酸化するのを防ぐために加熱殺菌を行うなどの処理をしています。

第3章　高価なトクホはいらない

得14

「ヘルシア緑茶」や「伊右衛門　特茶」を飲まなくても、普通のお茶で脂肪は減らせる

脂肪の減少率は高くない!?

肥満、あるいは太り気味で悩んでいる男性や女性はとても多いようで、「体脂肪を減らす」というトクホ（特定保健用食品）の人気が高く、売れ行きもいいようです。

代表的なのは「ヘルシア緑茶」（花王）と「伊右衛門　特茶」（サントリー食品インターナショナル）ですが、それらに入っている成分は全く違います。

「ヘルシア緑茶」1本（350ml）には茶カテキンが540mg含まれています。茶カ

テキンは、茶葉に含まれるポリフェノールの一種で、渋みを感じさせる成分。ふつうのお茶飲料には、350mlあたり130mg前後の茶カテキンが含まれているので、この製品にはその4倍以上の量が含まれているのです。この高濃度の茶カテキンが、体脂肪を減少させるといいます。

花王によると、軽度肥満の健康な男女80人に高濃度茶カテキン飲料（1本あたり茶カテキンを588mg含む）と対照飲料（1本あたり茶カテキンを126mg含む）を1日1本、12週にわたって続けて飲んでもらったところ、高濃度茶カテキン飲料群では、腹部全脂肪面積が対照飲料群に比べて約25平方センチ減少したとのことです。

全脂肪面積の平均が320平方センチなので、その減少率は約7・8%です。花王では、これは有意差があると判断していますが、見方によってはそれほど減少していないともいえるでしょう。

[ヘルシア緑茶] よりも劣る

[ヘルシア緑茶] には、茶カテキンが高濃度で含まれています。そのため、かなり苦

く、人によっては胃に刺激を覚えます。また２００７年にカナダにおいて、**高濃度茶カテキンのサプリメントによって肝臓障害が発生**したとの報告があります。ヨーロッパでも、高濃度茶カテキンと肝臓障害との関係が指摘されています。したがって、［ヘルシア緑茶］を長期間飲み続けた場合、人によっては、肝機能の低下を引き起こす心配があるといえます。

一方、［伊右衛門　特茶］のほうは、たまねぎなどの野菜に含まれるポリフェノールの一種の「ケルセチン配糖体」という物質を含んでいます。これは、脂肪を分解させる酵素を活性化する働きがあるといいます。１本（５００ml）に含まれるケルセチン配糖体（イソクエルシトリンとして）は１１０mgです。

サントリーによると、被験者１９８名をランダムに2群（試験後の有効性対象者は89名と83名）に分けて、ケルセチン配糖体（イソクエルシトリンとして）を１１０mg配合した緑茶飲料（試験飲料）と、それを配合しない緑茶飲料（対照飲料）を１日１本、12週間連続摂取させ、全脂肪面積の変化量を比較したといいます。その結果、対照飲料群に比べて試験飲料群は10・３０平方センチ減少しました。

［ヘルシア緑茶］の試験では、12週間後に脂肪面積が約25平方センチ減少したので、それに比べると減少率は低いことになります。

通常の緑茶でも中性脂肪は減らせる

結局のところ、**［ヘルシア緑茶］は安全性の点で不安があり、［伊右衛門　特茶］は効果がいまいち**ということになります。したがって、通常のお茶飲料よりもかなり割高なこれらの製品をあえて飲む必要があるのか、疑問を感じます。では、「体脂肪が気になる」「もう少しやせたい」という人はどうすればよいのでしょうか？

国立健康・栄養研究所の「『健康食品』の安全性・有効性情報」によると、お茶について、「血中のコレステロールおよびトリグリセリド（中性脂肪）を低下させるのに経口摂取で有効性が示唆されている」とあります。つまり、**通常のお茶でも、体脂肪を減らす効果がある**ということなのです。

私の場合、緑茶の効果をかなり実感しています。というのも、一年間飲み続けて中性脂肪がだいぶ減ったからです。恥ずかしながら、運動不足のせいか、以前から中性脂肪が少し高めで、毎年行っている健康診断では、いつも基準値（50～149mg／dl）をオーバーしていました。2010年11月16日に受けた検診では、なんと202mg／dlもありました。

そこで、近くのスーパーで**有機栽培された緑茶**を買ってきて、ほとんど毎日飲むようにしました。有機のものを選んだのは、お茶は洗うことができないため、農薬が残留していた場合、そのままお湯に溶け出す心配があるからです。

それからというもの、意識して緑茶を**1日に2～3杯飲む**ようにしました。そして、いよいよ年に一回の健康診断の日（2011年12月6日）がやってきて、検査を受けたところ、中性脂肪が85mg／dlに減っていたのです。これは紛れもない事実で、その数値が書かれた検査報告書は今も手元に大事に持っています。

緑茶を飲むようにしたこと以外は、食事は以前とほとんど変わりませんでしたし、運動も以前と同様にそれほど行っていなかったので、やはり**緑茶の働きによって、中性脂肪が減った**と考えられるのです。

なお、**有機の緑茶粉末**を利用するのもよいでしょう。湯呑み茶碗にお湯をそそぎ、そこに粉末茶を入れてかき混ぜれば、簡単に緑茶ができます。しかも、これなら緑茶粉末に含まれる**成分をぜんぶ摂る**ことができます。ちなみに私は、スーパーで「有機粉末茶いつでもカテキン」（三井農林）を買ってきて飲用しています。

得 15

【胡麻麦茶】や【プレティオ】を飲まなくても、血圧は下げられる

【胡麻麦茶】の心配な点

血圧が高めで悩んでいる人は多いと思いますが、そんな人たちをターゲットに売り出されているのが血圧を下げるというトクホで、最もポピュラーなのは、俳優・高橋克実さんのテレビＣＭで知られる［胡麻麦茶］（サントリー食品インターナショナル）です。ボトルには、「血圧が高めの方に」と大きく表示され、許可表示は「本品はゴマペプチドを含んでおり、血圧が高めの方に適した飲料です」。１日摂取目安量

は、1本（350ml）。

この製品1本には、ゴマペプチドが0・16mg含まれています。ゴマペプチドは、胡麻から得られたペプチド（アミノ酸がいくつか結合したもの）です。これが腎臓内の血圧を上昇させる酵素の働きを妨害することで、血圧が上がりにくくなるのです。

しかし、これはいわば**腎臓の正常なシステムを妨害**することであり、それが長期間続いた場合、**副作用がでることはないのか、やや心配**される面があります。さらに、こんな注意表示もあります。「体質によりまれにせきがでることがあります。その際は医師にご相談ください」。この「せき」は、ゴマペプチドが血圧を上昇させる酵素の働きを妨害する副作用としてあらわれるものです。

また、「妊娠中または妊娠の可能性のある方及び腎機能が低下している方は医師とご相談の上、飲用してください」とも書かれています。妊娠中の女性あるいは腎臓の機能が低下している人が飲み続けた場合、**安全性が十分に確認されていない**ようです。ですから、飲むのを躊躇する人もいると思います。

合成甘味料・スクラロース入りはＮＧ

このほか、［プレティオ］（ヤクルト）という製品もポピュラーで、スーパーなどで販売されています。「血圧が高めの方に」と大きく表示され、許可表示は「本品はγ－アミノ酪酸（ＧＡＢＡ）を含んでおり、血圧が高めの方に適した飲料です」。γ－アミノ酪はアミノ酸の一種で、交感神経を抑制して、血管の収縮を緩和することによって血圧を低下されるとされます。

しかし、この製品には余計なものが添加されています。**合成甘味料のスクラロース**です。

54ページで解説したように、スクラロースは**有機塩素化合物の一種**であり、ネズミを使った実験で、**免疫力を低下**させることを示唆する結果が得られています。また**脳にまで入り込む**こともわかっています。こうした化学物質は、避けたほうが賢明です。

したがって、［プレティオ］はＮＧです。

食塩を減らせば、血圧は下がる

これらのトクホをわざわざ飲まなくても、血圧を下げる方法はあるのです。［胡麻麦茶］は、腎臓内の血圧を下げることによって、体全体の血圧を下げるというものですが、**そもそも腎臓内の血圧が上昇してしまうのは、塩分の摂りすぎによるもの**なのです。つまり、**体内の塩分濃度が高くなりすぎると、腎臓での塩分の再吸収が止まり、血圧を上げて尿の出をよくして、塩分を体外に排泄しようとする**のです。

体にとって塩分は不可欠なものですが、太古の時代には塩分の摂取は難しかったため、体は再吸収という方法によって、塩分を保持しようという仕組みが備わっていたのです。ところが現代になると、塩分の摂取は容易となり、むしろ過剰気味となりました。しかし、再吸収の仕組みは太古と変わらずにあるので、体内の塩分が多くなりすぎると、前述のように**腎臓での塩分の再吸収が止まって、尿の出をよくして塩分を排泄しようとするので、結果的に血圧が高くなってしまう**のです。

したがって、血圧を下げるためには、塩分の摂取を控えることです。国立循環器病センターのホームページによると、「減塩による降圧効果には個人差がありますが、平均すると食塩を1日1g減らすごとに、高血圧の人では上の血圧は1㎜Hgくらい、下の血圧は0・5㎜Hgくらい下がり、正常血圧の人はその半分くらい下がります」とのことです。

日本人の食塩摂取量は、1日9～11gくらいとされているので、それを半分くらいにすれば、上の血圧が5㎜Hgくらい下がることになります。そこまで食塩を減らすのは難しいかもしれませんが、減らす努力をすることで、血圧はある程度下げることは可能なのです。

得16

雑穀ご飯で、手軽にミネラルやビタミンを摂取

雑穀は栄養豊富

一人暮らしであったり、あるいは年齢を重ねたりして自分で料理が作るのが面倒くさくなると、どうしてもカップラーメンやコンビニ弁当を買ってくる、ということになってしまいがちです。しかし、そうした出来合いのものを食べていると、体に良くない添加物を多く摂ったり、塩分や糖質が過多になるなど、健康を維持するにはマイナスです。そこで、**自分で手軽に作れるご飯**としておススメしたいのが、**雑穀ご飯**で

す。

雑穀とは、**あわ、きび、ひえ、大麦、アマランサスなどお米以外の穀類**のことで、精白米にはほとんど含まれていない各種ミネラルと各種ビタミンが含まれています。ですから、それほど**野菜や果物を食べなくても、雑穀でミネラルやビタミンを補給できる**のです。江戸時代の農民は、なかなか白米を食べることができず、雑穀のおじやを食べていたことが多いといわれていますが、白米を食べるよりも、かえって栄養バランスが取れていたのかもしれません。

雑穀は「おいしい」

以前私が一人暮らしをしていた時のことですが、自宅での夕食では必ずと言っていいほど**雑穀**ご飯を食べていました。雑穀は生協で買ったり、スーパーで買ったりしていました。雑穀がよい点は、まず「おいしい」ことです。精白米は、77・6％が炭水化物で、たんぱく質が6・1％、脂質が0・9％、そのほかにカリウムやリンなどを多少含み、ビタミンについては、ナイアシンや葉酸を多少含みますが、そのほかはほとんど含みません（『七訂食品成分表２０１６』女子栄養大学出版部刊より）。

一方、**雑穀は、炭水化物は精白米に比べて少ないのですが、たんぱく質と脂質は精白米よりも多く、さらにカルシウム、マグネシウム、カリウム、鉄などのミネラルを多く含み、そのほかビタミンB_1、ビタミンB_2、ビタミンB_6、ナイアシン、葉酸、パントテン酸などを多く含んでいます。**つまり、**人間の体にとって必要なたんぱく質や脂質、ミネラルやビタミンを精白米よりもずっと多く含んでいる**のです。

人間の体は実にうまくできていて、**生命維持に必要なものを「おいしい」と感じる**ようにできています。たとえば、こんぶや肉などに含まれるアミノ酸は、体を構成するたんぱく質の素であり、不可欠なものです。そのため、「おいしい」と感じるのです。ですから、私が雑穀を「おいしい」と感じたのも、雑穀ご飯が白米ご飯よりも、体にとって必要な栄養素をたくさん含んでいたからなのです。

総合的には経済的

雑穀を食べていると、おかずをそれほど食べたいと思わなくなります。私の場合、雑穀ご飯に生卵をかける、あるいは納豆をかける、ほかにみそ汁くらいで足りていました。そんな夕食を長期間続けていましたが、とくに体に不調を覚えるということはありませんでした。おそらく**雑穀ご飯によって炭水化物のほか、ミネラルやビタミンを摂取し、さらに卵や納豆でたんぱく質を補給していたので、ほかにそれほどおかずを必要としなかったのではないか**と思います。

スーパーなどで売られている雑穀は、一見安くはないように見えます。たとえば、［おいしさ味わう十六穀ごはん］（はくばく）の場合、6袋入りで429円（税込）です。1袋あたりは約71円。しかし、1袋で白米2～3合を炊けますから、1食あたりはその半分の約35円となります。ちなみに、小袋に小分けしていない製品の場合、もっと割安になります。

それに、**おかずをそれほど買わなくてもすむ**ので、総合的に見れば、安くすんでいると思います。**おかずを作る手間も省ける**ので、一人暮らしにとっては好都合でしょう。

得 17

安い野菜ジュースで、簡単にビタミン・ミネラル補給

野菜がおいしくない理由

ビタミンは体の機能維持に必要で、欠乏すると体に様々な障害が発生します。ビタミンは野菜に多く含まれているため、「野菜を食べるように」と子供の頃から言われていたと思います。ところが、野菜をあまりおいしくないと感じている人は多いでしょう。野菜の場合、ほとんどは水分であり、また栄養にならない食物繊維が多いので、あまりおいしいとは感じられないのです。加えて、野菜には独特のえぐみがあり、

それもおいしくない理由の一つになっています。

そこで、おススメなのが、野菜ジュースです。野菜ジュースは、各メーカーからいろいろな種類が出ていますが、**おススメは、【1日分の野菜】**（伊藤園）と**【野菜一日これ一本】**（カゴメ）です。なぜなら、**これらには香料が添加されておらず、各種のビタミンやミネラルが豊富に含まれているから**です。

ビタミンCとカルシウムを強化

［1日分の野菜］の原材料は、「野菜汁（にんじん、トマト、有色甘藷、赤ピーマン、インゲン豆、モロヘイヤ、メキャベツの葉、レタス、ケール、ピーマン、大根、白菜、アスパラガス、グリーンピース、セロリ、しそ、ブロッコリー、かぼちゃ、あしたば、小松菜、ごぼう、ゴーヤ、しょうが、緑豆スプラウト（もやし）、パセリ、クレソン、キャベツ、ラディッシュ、ほうれん草、三つ葉）、レモン果汁、水溶性食物繊維／乳酸カルシウム、塩化マグネシウム、ビタミンC」です。

特徴は、30種類の野菜の汁が入っていることです。その量は、野菜350g分です。

厚生労働省では、「健康日本21」の中で、成人が1日にとる野菜の目標値を350g以上としています。それと同じ量の野菜を使っているということです。そのため、さまざまな栄養成分を含んでいます。たんぱく質、糖質、食物繊維、各種のビタミンとミネラルです。

ただし、350g分の野菜に含まれる栄養素をそのまま摂れるわけではありません。野菜から汁を絞って、加熱して濃縮し、さらに水で薄めているため（これを濃縮還元という）、その過程でビタミンCや食物繊維などが減ってしまうからです。

そこで、加工の際に失われるビタミンCを添加物で補い、また不足しがちなカルシウムを乳酸カルシウムで補っています。これらは安全性に問題はありません。なお、ビタミンCとカルシウムの含有量は、1本（200ml）あたり順に60～134mg、135mgです。

この製品を1本（200ml）飲むことで、1日に必要な各種のミネラルとビタミンをある程度補給できることは間違いありません。しかも、砂糖も食塩も不使用で、香料も添加されていません。

無添加がウリ

一方、［野菜一日これ一本］（カゴメ）には、「ぎゅっと野菜３５０g分使用」と大きく表示されています。［１日分の野菜］と同じく、厚生労働省が示した１日の野菜の摂取目標値３５０g分の野菜を使っています。また、「野菜汁１００％」「食塩・砂糖無添加」とあり、香料などの添加物も使われていません。

原材料は、「野菜（トマト、にんじん、メキャベツ（プチヴェール）、ケール、ピーマン、ビート、ほうれん草、モロヘイヤ、ブロッコリー、レタス、セロリ、しょうが、紫キャベツ、赤じそ、よもぎ、チンゲンサイ、カリフラワー、クレソン、パセリ、かぼちゃ、アスパラガス、たまねぎ、だいこん、小松菜、紫いも、あしたば、はくさい、なす、グリーンピース、ごぼう）、レモン果汁」です。

原材料は、入っている量の多い順に表示されるので、この順に多く含まれています。これらの野菜から汁を絞って、加熱して濃縮しているのです。［１日分の野菜］との最大の違いは、ビタミンCや乳酸カルシウムなど栄養強化のための添加物を使っていないことです。ただし、加熱によってビタミンCは壊れてしまうようで、それの含有量は表示されていません。なお、カルシウムの含有量は、１本（２００ml）あたり27〜66mgと、「1日分の野菜」の半分以下です。

この製品の場合も、**野菜３５０g分の栄養素がまるまる摂れるというわけではありませんが、たんぱく質や糖質、食物繊維などを含み、各種のビタミンやミネラルを含んでいるので、体にとってはプラスになる飲み物といえる**でしょう。

なお、野菜ジュースは、食品衛生法に基づく「清涼飲料水の成分規格」を守らなければならず、加熱殺菌が行われています。そのためビタミンCは壊れてしまうので、「1日分の野菜」の場合、ビタミンCを添加して強化しているのです。また、外国から輸入されたジュース類もこの規格を守らなければなりません。したがって加熱殺菌されていることになります。

得18 ビタミン不足を手軽に解消するリーズナブルなビタミンサプリ

ビタミン不足は不調につながる

「ビタミン不足」という言葉をよく耳にします。ビタミンは野菜や果物などに多く含まれていますが、欧米食の普及で糖質や脂肪、たんぱく質などの摂取は増えた代わりに、野菜や果物を食べる機会が減って、ビタミン不足に陥っている人もいるようです。

かくいう私も、「ビタミンが不足しているな」と感じる時がよくあります。

ビタミンはいわば体の潤滑油のような役目をしており、ビタミンが不足すると、代

謝が十分に行われなくなり、体に不調が現れてきます。たとえば、ビタミンCが不足すると、コラーゲンの生成がスムーズに行われなくなって、血管がもろくなり、歯茎や皮膚などから出血する壊血病になります。また、ビタミンAが不足すると、夜盲症に陥ったり、発育不全を起こしたりします。

私が利用しているサプリ

本来ビタミンは、野菜や果物などの食品から摂るべきですが、毎日必要な各種ビタミンをまんべんなく摂るのは、なかなか難しいことです。**ビタミンは体内のエネルギー産生、赤血球の形成、皮膚や粘膜の生成など、体の基本に関わっているので**、不足するとそれらが十分行われなくなる恐れがあります。実際に「朝起きた時体がだるい」「皮膚がカサカサする」「貧血ぎみ」などで悩んでいる人もいると思います。そこで、サプリメントでビタミンを手軽に摂取するという発想が生まれます。

私は基本的にはサプリメントは必要ないと考えています。ダイエット、視力の改善、便秘の解消、膝の痛みの解消など、さまざまな効果をうたったサプリメントが販売されていますが、多くは効果がはっきりしていないものです。しかも、高価なものが多いのです。したがって、あえてサプリメントを使用する必要はないと考えています。

ただし、**ビタミンのサプリメント**は、その中でも例外といえるものです。仕事が忙しかったり、病気がちだったりなどの理由で、**ビタミンを十分に摂取できない人は、ビタミンのサプリメントを利用してもいい**かなと考えています。

ビタミンのサプリメントはいろいろ出ていますが、利用するとしたら、マルチビタミンがよいでしょう。1日に必要な10種類以上のビタミンを必要な量だけ含んでいるからです。

カラメル色素入りは避けよう

私が必要に応じて利用しているのは、**小林製薬の【マルチビタミン】**です。原材料名は、「デキストリン、粉末還元麦芽糖、麦芽糖、上白糖、食用油脂、V・C、イノシトール、ショ糖エステル、V・E、ナイアシン、アラビアガム、糊料（カルボキシメチルセルロースNa）、パントテン酸Ca、シェラック、V・A、V・B_2、V・B_1、

V・B_6、ソルビタン脂肪酸エステル、葉酸、グリセリン脂肪酸エステル、クエン酸Na、ビオチン、クエン酸、V・K、V・D、V・B_{12}」で、全部で13種類のビタミンが入っています。1日摂取目安量は1粒で、その中にビタミンA、ビタミンC、ビタミンB_1、ビタミンB_2など10種類のビタミンの1日所要量が含まれています。

発がん性やその疑いがあるなど、危険性のある添加物は使われていません。ショ糖脂肪酸エステルやアラビアガムなど、栄養強化剤以外の添加物がいくつか使われていますが、それほど問題はありません。試しにしばらく飲んでみたところ、胃粘膜に対する刺激などはほとんどありませんでした。値段は60粒入りで1242円（税込）です。これは60日分なので、1日分は約20円となります。

一方、マルチビタミンサプリの中には、**おススメできないもの**があります。それは、カラメル色素を使ったものです。**カラメル色素**は、食品を褐色に染める食品添加物で、全部でカラメルⅠ、Ⅱ、Ⅲ、Ⅳの四種類があります。しかし、カラメルⅢとカラメルⅣには、原料にアンモニウム化合物が使われており、**色素を作る熱処理でその原料が化学変化**を起こして、4－メチルイミダゾールという物質ができてしまいます。4－

メチルイミダゾールについては、**アメリカの動物実験で発がん性**のあることがわかっているのです。

ただし、製品には「カラメル色素」としか表示されません。そのため、ⅠからⅣのどれが使われているのかわからないのですが、カラメルⅢあるいはカラメルⅣが使われていた場合、4－メチルイミダゾールが含まれることになります。ということは、発がん性物質を摂取することになってしまいます。これでは、いくらビタミンを摂取しても逆効果です。

また、製品によっては、舌が刺激されたり、胃がもたれたり、刺激されたりするものがあるので、そうした製品も避けたほうがよいでしょう。

なお、一般にサプリメントに使われているビタミンは、科学的に合成されたものです。ただし、基本的な化学構造は天然のビタミンと同じであり、過剰に摂取しない限り、安全性に問題はないといえます。

得 19

格安のにんにく粉末で、毎日にんにく補給

高血圧に有効との報告

昔から「にんにくは元気の素」といわれています。**にんにくに含まれるアリインなどの独特の成分が、体を活性化する**ようです。また、**ビタミンB群やアミノ酸なども含んでいるので、それらが栄養素として役に立ち、さらに料理のうまみを増す**のです。

国立健康・栄養研究所の「『健康食品』の安全性・有効性情報」によると、にんにくについて、「コミッションE（ドイツの薬用植物の評価委員会）では、**血中脂肪を**

下げる効果と、**老化による血管の変化を予防する**、という2点において治療目的での使用が承認されている」とのこと。つまり、ドイツでは、にんにくが脂肪を減らす効果と血管の老化を予防する効果が認められているということです。

また、同情報によると、「経口摂取で高血圧に対して有効性が示唆されている」といいます。さらに、「大腸がん、胃がんの予防に経口摂取で有効性が示唆されている。**ニンニクの摂取量が多い人は大腸がん、胃がんの発症リスクが低い**という疫学的調査研究の報告が複数ある」とのことです。

アリインはファイトケミカルの一種

にんにくに含まれる**アリイン**などの独特の成分は、**ファイトケミカルの一種**です。ファイトケミカルは**植物由来の化学物質**で、紫外線を防いだり、昆虫に食われたりしないようにするため、つまり**植物が自己防衛のために作り出す成分**で、五大栄養素や食物繊維とは違う成分です。なお、「ファイト」とは戦うという意味ではなく、ギリシャ語で植物を意味します。

ファイトケミカルは数多くありますが、もっともよく知られているのは、**赤ワインに多く含まれているポリフェノール**です。これは、**動脈硬化を防ぐ働きがあるとして**注目されましたが、もともとはぶどうに含まれている成分です。また、**お茶に含まれるカテキンも、動脈硬化を防ぐ**とされていますが、これもファイトケミカルの一つです。このほか、**わさびに含まれているイソチオシアネートという辛み成分も、**そうです。ちなみに、**にんにくをすると、アリインが酵素によって変化して、アリシンになりますが、独特のにおいはこれによるもの**です。ファイトケミカルついては、健康を維持する成分として注目を集めていますが、その研究はまだ緒に就いたばかりです。さらに研究が進めば、もっと多くのことがわかってくるでしょう。

リーズナブルなにんにくパウダー

にんにくは生のものを買ってきて、料理に使うというのが一般的です。ただし、皮をむいたりすったりと、多少手間がかかります。そこで、にんにくを手軽に摂取する方法としておススメなのが、**にんにくパウダー**を利用することです。これはにんにくを乾燥させて、粉状にしたもので、にんにくに含まれる**様々な成分**が含まれています。

にんにくパウダーは、生のにんにくと同様に使うことができます。パスタを作るときに粉のまま入れたり、ラーメンにふりかけたり、肉野菜炒めやチャーハン、スープに入れるなど、いろいろな使用の仕方があります。値段はリーズナブルで、私が使っている［トップバリュ　ガーリック］（イオン）は、1袋（30g）100円（税込）です。1袋で、何回も使うことができますので、とてもリーズナブルです。

手軽ににんにくの成分を摂取したいとお考えの方は、こうしたにんにくパウダーを利用してみてはいかがでしょうか。なお、にんにくを発酵させた発酵黒にんにくというものが売られていて、ポリフェノールやS－アリルシステインという成分が通常のにんにくよりも多く含まれることを強調していますが、人間がそれを食べた場合、実際にどの程度のプラス効果があるのかはわかっていないようです。通常のにんにくよりかなり高価なので、おススメはできません。ちなみに**ねぎやたまねぎにも、アリイン**が含まれているので、にんにくと同様な効果がある程度期待できます。**らっきょうもにんにくやねぎと同属の野菜**なので、似たような効果が期待できます。

第4章　体の不調を起こす生活用品はやめよう

得20 ボディソープを無添加石けんに変えて、肌トラブルを解消

経済的でないボディソープ

お風呂で体を洗う際には、［ビオレU］（花王）や［ナイーブボディソープ］（クラシエホームプロダクツ）、あるいはその他のボディソープ（ボディシャンプー）を使っているという人が多いと思います。しかし、それらを使うことは経済的ではありませんし、肌にもよくないのです。使用をやめて、無添加石けんを使うことをおススメします。

市販のボディソープの成分を見ると、まず最初に「水」と書かれています。つまり、成分の中で水が一番多いということです。成分を水に溶かすことによって、体積を増やしているということであり、価格の大部分は水に費やされているともいえます。

成分の中で、**主成分といえる洗浄成分は、「ラウレス硫酸Na」**です。これは代表的な**合成界面活性剤**の一種なのですが、実はラウレス硫酸Naは簡略名で、**正式名称はポリオキシエチレンラウリルエーテル硫酸ナトリウム**といいます。長たらしいので、メーカー側は略称のラウレス硫酸Naを使っているようです。ところが、ここにはある**誤魔化し**があるのです。

台所用洗剤と同じ成分が配合

ポリオキシエチレンラウリルエーテル硫酸ナトリウムは、合成界面活性剤のAES（アルキルエーテル硫酸エステルナトリウム）の一種です。AESは、歯磨き剤に使われているAS（アルキル硫酸エステルナトリウム）、洗濯用洗剤の主成分になっているLAS（直鎖アルキルベンゼンスルホン酸ナトリウム）と並ぶ、代表的な合成界面活性剤です。

実は**ＡＥＳ**は、**市販の台所用洗剤の主成分**として様々な製品に使われています。台所用洗剤を使って**素手で食器を洗うと、肌がヒリヒリと痛んだり、荒れたりするのは、ＡＥＳが原因**と考えられています。

台所用洗剤の場合、ＡＥＳはアルキルエーテル硫酸エステルナトリウムと表示されています。もしボディソープにそれと同じ成分名が表示されていたら、「手荒れと同様に肌荒れを起こすのではないか」と心配になって、購入をためらう人が増えるでしょう。**ところが、「ラウレス硫酸Na」と表示されていれば、それらが同じものだと気付く人はほとんどありません。**そのため、消費者に不安を持たれることはないことになります。メーカー側が、「ラウレス硫酸Na」という言葉を使うのは、そうした事情があるからでしょう。

皮膚障害が起こる心配

ほとんどの人は、**ボディソープ**に入っている合成界面活性剤が、台所用洗剤に入っているものと同じとは知らずに使っています。その結果、肌荒れを起こしているケースがあると考えられます。こんな実験データがあります。

ラウレス硫酸Naの0・25％溶液をヒト29人の皮膚に、48時間貼付した実験では、6人がかすかに赤くなり、1人が明らかに赤くなり、1人には強い刺激反応が認められました。これは、旧・厚生省環境衛生局食品化学課編の『洗剤の毒性とその評価』（日本食品衛生協会刊）という専門書に載っているデータですが、同書では「AESは高濃度では刺激性を示し、その閾値《しきいち》は1回の塗布で濃度5％以上、反復塗布では1％付近、1回閉鎖貼付では0・1％付近と推定できる」と結論づけています。

さらに、ボディソープには、防腐剤の安息香酸Naやパラベン、酸化防止剤のBHT、EDTA－2Na、EDTA－3Na、着色料のタール色素など、**刺激性のある化学物質が配合**されています。したがって、毎日使っていると、人によっては**肌が刺激されたり、かゆくなったり、乾燥したり、発疹ができたりする**ことがあるのです。

無添加石けんがおススメ

入浴の体洗いには、無添加の固形石けんを使うことをおススメします。ドラッグストアやスーパーなどに様々な石けんが売られていますが、多くは無添加ではありません。酸化防止剤のエデト酸塩や着色料のタール色素や二酸化チタン、香料などが入っている製品が多い状況です。しかし、それらを使ったのでは、ボディソープを使ったのとそれほど変わらなくなってしまいます。

私が使っているのは、シャボン玉石けんの［シャボン玉浴用］という無添加石けんです。パッケージには**「無添加石けん素地１００％」**と表示されています。つまり、すべてが石けん、すなわち**脂肪酸ナトリウムで、エデト酸塩や着色料、香料などは一切使われていない**ということです。そのため、**刺激性はほとんどなく、泡立ちもよい**ため、気持ちよく洗えて、また、お湯で流すだけで石けん成分がきれいに落ちます。洗った後がさっぱりしていて、ボディソープで洗った時のようなぬめり感がありません。また、肌荒れを起こすこともありません。

このほか、牛乳石鹸共進社の［無添加　せっけん］、ミヨシ石鹸［無添加　白いせっけん」などがあります。どちらも、成分は石けん素地、すなわち脂肪酸ナトリウムのみです。値段は、いずれも3個で400円前後とお手頃価格です。

偽・無添加石けんに注意！

なお、**「無添加石けん」とうたいながら、無添加でない製品が少なくない**ので注意してください。たとえば「かさ肌かゆ肌無添加石けん」（ベルサンテ）は、製品名に「無添加」とあるにもかかわらず、酸化防止剤のEDTA－4Naや着色料の酸化チタンなどが使われています。箱には、「無香料、無着色、無鉱物油」と書かれており、このことから「無添加石けん」と表しているようです。

しかし、これは無添加ということではありません。言葉たくみに消費者をだましているだけです。こうしたトリックに引っかからないようにしてください。

それから、**洗濯**にもできれば**酸化防止剤や着色料などを含まない粉石けんを使ったほうがよい**でしょう。皮膚への刺激性が少なく、環境への悪影響も少ないからです。

ただし、粉石けんを使っていると、白地の下着などが黄ばんだり黒ずんだりしてきます。蛍光増白剤が含まれていないため、どうしてもこうなってしまうのですが、そんな時は**酸素系漂白剤**を使ってみてください。**ある程度黄ばみや黒ずみがとれる**と思います。

なお、洗濯用石けんを使った場合、衣類に多少アルカリ成分が残るので、お酢を使って中和するとフワッと仕上がります。すすぎの終わり近くになったら、30 ml程度の食酢を入れてください。そのあとは、通常のすすぎ、脱水を行ってください。

得 21

ハンドソープを使わなくても、手は水道水で清潔に保てる

アメリカで使用禁止に

市販の薬用石けんやハンドソープには、**トリクロサンやトリクロカルバンという殺菌成分を使ったもの**があります。「ナイーブ薬用ハンドソープ」（クラシエホームプロダクツ）や「薬用石けん」（マツモトキヨシ）の有効成分はトリクロサン、固形石けんの「薬用せっけんミューズ」（アース製薬）はトリクロカルバンです。

ところが、2016年9月2日、**アメリカ食品医薬品局（FDA）**が、**トリクロサ**

ンやトリクロカルバンなど19種類の化学物質を含む石けんの販売を禁止すると発表しました。その理由は、これらの**化学物質を含む石けんが、通常の石けんに比べて抗菌効果があるという科学的な根拠はなく、長期に使った場合の安全性も検証されていない**というものです。米国の一部の企業では、これらの化学物質の使用を中止したといいます。

トリクロサンもトリクロカルバンも、有機塩素化合物の一種です。有機塩素化合物は**基本的には毒性物質**であり、猛毒のダイオキシン、農薬のＤＤＴやＢＨＣ、地下水汚染を起こしているトリクロロエチレンやテトラクロロエチレンなどがよく知られています。そのため、以前からそれらが配合された製品は、不安視されていたのです。

肝臓や腎臓に障害を起こす心配も

２００４年6月に発行された『有害物質小事典』（泉邦彦著、研究社刊）では、**トリクロサンの毒性**について、「**ラットに対する亜慢性経口投与実験で、肝臓と腎臓に障害が認められた**」と解説しています。また、「**妊娠ラットに対する経口投与実験で、**

胎仔の骨化の遅れが観察されている。投与量が比較的多い場合には、死産や流産が増加する」「脱臭剤などによるヒトのアレルギー性接触皮膚炎の事例がかなり報告されている」とも。

日本の旧・厚生省も、トリクロサンの危険性については認識していたようで、表示指定成分の一つとして挙げていました。表示指定成分とは、アレルギーなどの肌トラブルを起こす可能性があるとして、旧厚生省がリストアップした化学物質で、全部で103種類あります。それらが化粧品や医薬部外品に含まれていた場合、表示が義務付けられていました。

2001年に化粧品の全成分表示が義務付けられたため、この制度はなくなりましたが、表示指定成分として挙げられた化学物質が、危険性の高いものであることに変わりはないのです。

一方、**トリクロカルバンも**、同様に表示指定成分の一つとして挙げられています。したがって、**皮膚アレルギーなどを起こす可能性がある**ということです。

ウイルスも細菌も水道水で落とせる

以上のようにトリクロサンとトリクロカルバンの安全性については以前から問題視されていたのです。そして、とうとうアメリカでそれらを含む石けんの使用が禁止されることになったのです。日本では、厚生労働省がこれから国内でトリクロサンやトリクロカルバンが使用されている製品を調査するとのことですが、アメリカと同様に使用が禁止されることも予想されます。したがって、消費者としてはその前にこれらを含む製品の使用はやめるようにした方がよいでしょう。

このほか、ハンドソープとしては［薬用せっけん　ミューズ］（アース製薬）、［キレイキレイ　薬用泡ハンドソープ］（ライオン）などがありますが、サリチル酸やイソプロピルメチルフェノールなどの殺菌成分、そのほかに合成着色料や合成保存料などが使われており、いずれも表示指定成分だったものです。したがって、手荒れなどを起こす心配があるのです。

もともと**薬用石けんやハンドソープは、それほど必要ない**ものなのです。なぜなら、**手などに付いた細菌やウイルスは、水道水でよく洗えば落とすことができる**からです。

とくにウイルスの場合、細胞に入り込むと生物として活動することができますが、細胞の外では無生物、すなわち単なるモノと同じです。つまり、**手や皮膚の表面に付いたウイルスは、ごくごく微小な埃と同じようなもの**なのです。ですから、**水道水でよく洗えば落とすことができる**のです。

ノロウイルスや病原性大腸菌などが重い食中毒を起こすケースが増えているため、一般に手洗いの励行が勧められています。本来手に付いたウイルスや病原菌は水道水で十分に手をこすり洗いすれば、ほとんど除去できるのです。また、**水道水には消毒用塩素が残っているため、それが細菌などを除去してくれます。**

得22 入浴剤はいらない、肩こり・腰痛は温めて治す

効果があるかどうかわからない

効果があるかどうかわからないのに、いかにも効きそうな宣伝文句で売られている製品は数多くありますが、家庭用の入浴剤もその一つといえます。たとえば、テレビCMが盛んに流れている［バスロマン　森林温浴］（アース製薬）の効能・効果は、「疲労回復、あせも、しっしん、にきび、ひび、あかぎれ、しもやけ、荒れ性、うちみ、くじき、肩のこり、神経痛、リウマチ、腰痛、冷え症、痔、産前産後の冷え症」

と表示されています。また、「バスクリン」（バスクリン）や「きき湯」（同）などにも、同様な効能・効果が表示されています。

そのため、「こんなに効くなら」ということで購入している人も多いと思いますが、これらの効果ははっきり認められたものではないのです。したがって、いくら入浴剤を入れても、期待しているような効果が得られるとは限らないのです。

食品や生活用品に効能・効果をうたうことは、医薬品医療機器等法によって禁止されています。ただし、医薬部外品の場合、それが認められています。入浴剤は、厚生労働省から医薬部外品として認められているものが多く、効能・効果を表示することができるのです。

しかし、それにしてもすごい効能・効果ですよね。疲労回復や肩こり、腰痛ばかりでなく、神経痛やリウマチ、痔にまで効くというのですから。市販の医薬品よりもよほど効果がありそうです。では、どんな**有効成分**が入っているのかというと、「バスロマン　森林温浴」の場合、**「炭酸水素ナトリウム、乾燥硫酸ナトリウム」だけ**です。

炭酸水素Naは、重曹ともいわれ、食品に膨張剤としてよく使われています。また、胃腸薬としても使われています。水に溶けると、炭酸を発生します。硫酸ナトリウムは、乾燥剤や下剤になどに使われているもので、それを乾燥させたのが乾燥硫酸ナトリウムです。温泉の成分としても知られているため、入浴剤にも使われているのです。

いい加減な浴用剤基準

有効成分は、この二つだけです。ということは、これらによって肩こりや腰痛から、リウマチ、神経痛、痔にまで効果がある、つまり、それらの症状が改善されるということですが、にわかには信じられません。おそらく読者の方も同じでしょう。実はその感覚は、正しいのです。**ズラッと表示された効能・効果は、確認されたものではないからです。**

入浴剤は、厚生労働省が定めた「浴用剤製造販売承認基準」に基づいて製造が承認されていますが、**この基準が実にいい加減**なのです。塩化ナトリウム（食塩）、乾燥硫酸ナトリウム、炭酸水素ナトリウムなど14種類のいずれかの成分を合計70％以上配合してあれば、［バスロマン　森林温浴］に表示されているような効能・効果をすべてうたうことができるのです。極端な話、食塩を70％以上含んでいれば、それらの効能・効果をすべてうたうことができるのです。

しかし、これはどう考えても真実ではありません。お風呂のお湯に塩を入れただけで、肩こりや腰痛のほか、リウマチ、神経痛、痔まで治るなんてことはあり得ないからです。

どうしてこんなウソがまかり通っているのかというと、**医薬部外品の制度を管轄し****ている厚生労働省がいい加減な基準を作っている**からです。私は、『週刊金曜日』2007年2月16日号の「新・買ってはいけない」のコーナーで入浴剤を取り上げた際に、同省の担当官を取材したのですが、次のような驚くべき回答を得ました。

「入浴剤（浴用剤）は、温泉に入っている成分を人工的に作って、それを入浴する際に使おうというもの。肩こりが治る、血行を促進するなどが入浴剤の効能としてあるが、実際にそれを確かめる臨床試験が行われたことはないと思う。この基準にある効能・効果は、天然の温泉でいわれている効能・効果をそのまま持ってきた部分があると思うが、塩化ナトリウムなどの成分を入れて、温泉と同じような効果を期待するもののではない」

つまり、入浴剤に表示された効能・効果は、実際に確認されたものではないということです。単に通常の温泉でいわれている効能をそのまま表示しただけということなのです。したがって、市販の入浴剤をお風呂にせっせと入れても、期待しているような効果が得られるとは限らないのです。

タール色素が肌荒れの原因に!?

効くかどうかわからないどころか、人によっては、皮膚がかぶれたり、かゆくなったりする心配があります。これらの製品には、有効成分のほかに、「その他の成分」として、**合成着色料のタール色素が含まれていることが多い**のですが、それが肌トラブルの原因となることがあるのです。

入浴剤をお風呂に入れると、緑や青、黄色などの鮮やかな色がパーッと広がりますが、**それはタール色素によるもの**です。青1（青色1号）、黄4（黄色4号）、赤102（赤色102号）など数多くのタール色素が、各製品に使われています。しかし、タール色素は以前から安全性に疑問がもたれているのです。

その理由の一つは、その化学構造にあります。アゾ結合やキサンテン結合といった独特の構造を持っていて、**動物や人間の遺伝子に作用しやすく、突然変異を起こして、細胞のがん化の引き金になることがある**のです。

タール色素の中には、食品添加物として認可されているものがありますが、一度使用が認められながらも、その後**発がん性などの毒性があることがわかり、使用禁止になったものがいくつもあります**。たとえば、赤1（赤色1号）、赤101（赤色101号）、黄3（黄色3号）などがそうです。ですから、現在入浴剤に使われているタール色素も、いわばグレーの状態なのです。

そんなこともあって、タール色素は、表示指定成分のリストに入っていたのです。したがって、皮膚がデリケートな人の場合、タール色素の影響でかぶれやかゆみなどを起こすことがあるのです。「お風呂に入ったあとに肌が荒れる」という人は、入浴剤が原因である可能性があるので、使用はすぐにやめたほうがよいでしょう。

お風呂に入るだけで十分

また、入浴剤には必ずといっていいほど香料が入っていて、それが嗅覚を刺激してきます。いずれも**人工的で刺激的なにおい**がします。これを「いい香り」と感じるか、「不自然で不快なにおい」と感じるかは人それぞれだと思いますが、人によっては、それによって気分が悪くなることがあります。香り成分を作るものの中には、毒性の強いものも多く、それに敏感に反応していると考えられます。

そもそも**入浴剤を入れなくても、肩こりや腰痛などは改善される**のです。なぜなら、お風呂に入るだけで、体温が上がって血行が良くなるからです。それにともなって、肩こりや腰痛、冷え症などは改善され、疲労回復にもつながるのです。もともと入浴剤に表示されている効能は、ほとんどはお風呂に入って体温が高くなり、血行がよくなることで得られるものなのです。

ですから、お風呂に入った際には、十分に体を温め、痛みを感じる部分を自分でマッサージしたり、指圧をしたりしましょう。さらに血行が良くなって、肩などの痛みやこりはとれるはずです。

得23

[ファブリーズ]はいらない、重層とコーヒー殻で悪臭防止

必要ないものほど宣伝が必要

元プロテニスプレーヤーの松岡修造さんを起用したテレビCMで知られる「ファブリーズ」（P&G）。そのCMを見かけない日がないというほど、頻々に流されています。商業には一つの鉄則があって、それは「必要ない商品ほど、宣伝しないと売れない」というもので、まさに「ファブリーズ」はその典型といえる製品です。ちなみに、「ファブリーズ」のほかに、似たような製品として「リセッシュ」（花王）があり、そ

れも盛んに宣伝が行われています。

これらの**除菌スプレーに使われている成分は、第四級アンモニウム塩系の殺菌剤**です。これは、いわゆる逆性石けんの成分です。ふつうの石けん、すなわち脂肪酸ナトリウムは、水に溶けるとイオン化して、マイナスの電気を帯びます。ところが、逆性石けんは、水に溶けるとプラスの電気を帯びます。つまり、石けんとは「逆」ということで、逆性石けんといわれているのです。

一般に細菌は、その表面がマイナスの電気を帯びています。逆性石けんはプラスなので、細菌の表面に速やかに結合することができます。そして、細胞膜を破壊したり、細胞膜の酵素の働きを失わせたり、あるいはたんぱく質を変性させるなどして細菌を殺すのです。

市販の除菌スプレーに配合されている第四級アンモニウム塩は、衣類やソファ、ベッドなどに生息する細菌を、そうしたメカニズムで殺して、駆除するというわけです。しかし、ある意味それは**両刃の剣**なのです。なぜなら、**細菌を殺す化学物質は、少なからず人間の細胞にも悪影響をもたらす**からです。

第四級アンモニウム塩の毒性

第四級アンモニウム塩には、いくつか種類がありますが、代表的なのが塩化ベンザルコニウムです。これは、**病院で消毒薬として使われているほか、洗浄液、化粧品、脱臭剤、清浄綿など様々な製品に使われています。**

しかし、**殺菌力が強いだけに人間に対する毒性も強く、誤飲すると、嘔吐、下痢、筋肉の麻痺、中枢神経の抑制などの中毒症状を起こします。**また、0・1%以上の水溶液は眼を腐食して、1%以上は粘膜を、5%以上は皮膚を腐食します。そのため、皮膚に付着すると、発疹やかゆみなどの過敏症状が現れることがあります。塩化ベンザルコニウムを含んだ床用洗浄液の使用後に、室内に残存した成分を吸い込んだことによって、アレルギー性ゼンソクを発症した事例も報告されています。

第四級アンモニウム塩のもう一つの代表格である塩化ベンゼトニウムは、病院で消毒薬などに使われていますが、塩化ベンザルコニウムと特徴や殺菌力、主な副作用が似ています。いずれにせよ、**細菌を殺すと同時に、人間にも影響をおよぼす**ことになるのです。

除菌スプレーをベッドやソファ、カーペット、カーテン、まくら、布団、ぬいぐるみなどに使うということは、それらに第四級アンモニウム塩が付着するということです。ということは、それに素肌が触れれば、皮膚に第四級アンモニウム塩が付着することになります。また、布団やまくらに使った場合、それを使って寝れば、一晩中吸い込み続けることになります。**とくに赤ちゃん用の寝具に使った場合、それを赤ちゃんが吸い込み続けることになります。**

目に痛みを覚えた

これまで私は、「ファブリーズ」を何度か試しに使ったことがありますが、スプレーすると、ボトルの中の液体が霧状に広がって、強烈な香料のにおいが鼻を突いてきます。その際、**空気中に拡散した成分**が、どうしても多少目に入ってしまいます。すると、**ジワーッと軽い痛みを覚え、まぶたが重くなったように感じます。**

おそらく第四級アンモニウム塩が、目の粘膜を刺激しているのだと思います。目の粘膜はとても敏感（石けんの水溶液が入っても痛みを感じる）なので、そうした感覚を覚えるのでしょう。

ボトルには、「顔に向けてスプレーしない」「目に入った場合は、水で十分洗い流す」という注意書きがありますが、おそらく目に痛みや違和感を覚える人が多いため、そうしたことが書かれているのでしょう。

ちなみに、**市販の目薬の多く**には、**実は防腐剤として塩化ベンザルコニウムが配合**されています。**目薬を使うと、染みて痛みを感じることがありますが、これは、塩化ベンザルコニウムが原因している**と考えられます。「染みて嫌だ」という人は、塩化ベンザルコニウムが使われていない製品、あるいは一回使い切りタイプの目薬をご利用ください。

このほか、［トイレその後に］（小林製薬）という**トイレ専用の除菌スプレーにも、第四級アンモニウム塩が配合**されています。したがって、［ファブリーズ］と同じような問題があるのです。

なお、**靴用防臭スプレー**が売られていますが、有効成分として**殺菌剤のイソプロメ**

チルフェノールが使われている製品が多くなっています。**強い殺菌作用**がありますが、人によっては**皮膚アレルギーを起こす心配**があります。その成分を配合した［8×4 Foot］（ニベア花王）の場合、「直接吸い込まない」という注意表示があります。ですから、**安易な使用はやめたほうがよい**でしょう。また靴用防水スプレーも売られていますが、その一つの**［アメダス］（コロンブス）には、石油系炭化水素が配合され、「スプレー噴霧粒子を吸い込むと有害」と大きく表示されています。**

重曹やコーヒー殻を上手に使う

これらの除菌スプレーをわざわざ高いお金を払って買わなくても、**安全に経済的に嫌なにおいをとる方法**があります。それは、**市販されている重曹（炭酸水素ナトリウム）を利用する**ことです。重曹は、昔から「膨らし粉」として、まんじゅうやクッキーなどを作る際に使われているものなので、安心して使えます。重曹は値段が安く、たとえば［トップバリュ　キッチン用重曹］（イオン）は、1袋（600g入り）213円（税込）です。

重曹はにおいを吸収する作用が強く、小さめのお皿に重曹をもって部屋に置いておくと，**嫌なにおいをかなりなくす**ことができます。とくにトイレに置いた場合、「トイレその後に」などを使わなくても、トイレの嫌なにおいを解消することができます。

また、スプレー容器に水を入れ、重曹を少し入れて溶かして、スーツの脇の下などにスプレーすると、汗のにおいをかなりとることができます。もちろんソファやカーテンなどにスプレーしても、においをとることができます。なお、衣服やシーツなど洗濯できるものは、洗濯することによってにおいを取るようにしてください。汚れは洗濯でなければ、取ることができないからです。

もっとお金をかけたくないという人は、**コーヒー豆の出し殻**を使ってみてはどうでしょうか。これには、**においを吸着する性質があります**。レギュラーコーヒーを淹れたあと、出し殻を小皿に入れて、トイレなどに置いてみてください。しばらくたつと、嫌なにおいが少なくなっているはずです。

得24 安価な重曹を使って、台所や風呂場をきれいにしよう

油汚れに強い

前項で書いたように、重曹には、嫌なにおいを取る働きがありますが、ほかにもいろいろな働きがあります。それを利用して、経済的で安全にキッチンや調理器具などをきれいにすることができます。

まずコンロですが、油いためやてんぷらなどを作っていると、どうしても油がはねて、コンロの台や足が汚れてきます。こんな**頑固な油汚れを落とすのに重曹はうって**

つけです。この場合、コンロに重曹をふりかけ、油になじませます。それから、水をしみこませたスポンジなどでこすり、布やキッチンペーパーなどでふき取ってください。

また、レンジも汚れやすいですが、コンロと同様に重曹を使うことで、汚れを落とすことができます。換気扇も長年使っていると油汚れがひどい状態になりますが、重曹を同様に使うと汚れを落とすことができます。

なお、重曹は昔からふくらし粉として食品に使われており、安全性の高いものですが、アルカリ性のため、肌に付着すると多少刺激感を覚えますので、その点は注意してください。

頑固な汚れも落とす

重曹は、食器に付いた頑固な汚れを落とすこともできます。たとえば、湯呑み茶碗や急須についた茶渋です。これは、台所用洗剤ではなかなか落ちませんが、重曹を使うと落とすことができます。重曹は細かい粒状のため、それが研磨剤の役割を果たすのです。

まず湯呑み茶碗や急須に、重曹をそのまま振りかけます。そして、スポンジや使わくなった歯ブラシで、汚れている部分をこすり洗いします。すると、茶渋が重曹によって、こすり取られるような状態になって落ちるのです。

またコップも長く使っていると、よごれがこびりついて、不透明な状態になって汚らしく見えてきますが、この汚れも重曹によって落とすことができます。また、水道の蛇口などの金属も、重曹を振りかけてこすり洗いすると、金属の光沢を取り戻すことができます。

このほか、鍋やフライパンの焦げ付きによる汚れがありますが、これも重曹を使って落とすことができます。鍋に水を張って、重曹をスプーンで2杯くらい入れ、さらに沸騰させます。そして、火を止めで数時間置いておきます。すると、焦げ付きが浮き上がってきますので、水ですすぎ洗いしてください。

掃除にも使える

このほか、重曹は掃除にも役立てることができます。まずガラス窓ですが、水吹きだけだと、なかなかよごれがすっきりと取れないものです。そこで、スポンジに水をしめらせ、重曹をふりかけて、それで窓ガラスをふきます。そして、布でふき取ります。布の繊維が付いて困る場合は、新聞紙でふき取ってください。

それから、**お風呂場の床の汚れ落としにも役立ちます**。タイルの目地についた汚れはとても落ちにくいものですが、重曹を振りかけて、ブラシなどで擦ることで、落とすことができます。

重曹はスーパーやドラッグストアなどで売られていて、低価格です。前述のように、[トップバリュ　キッチン用重曹]は、1袋（600g）が213円（税込）です。100円ショップでも売られています。

なお、**「重曹を下水に流して大丈夫？」**と心配する人もいると思いますが、下水処理場に流れ込んだ**重曹は微生物によって分解されてしまうので問題ありません**。また下水道のない地域で、重曹が直接河川に流れ込んだ場合、重曹はナトリウムイオンと炭酸水素イオンとなります。さらに炭酸水素イオンは炭酸に変化しますが、炭酸は水と二酸化炭素になるので、ほとんど問題はないでしょう。

第5章

こんな生活用品は必要なし

得 25

ゴキブリスプレーは使わず、ホウ酸だんごでゴキブリ全滅

殺虫成分の危険性

台所や居間などにゴキブリが出没した際、**ゴキブリ退治スプレー**を使う家庭は少なくないと思います。しかし、噴射されて、**霧状に広がった殺虫成分をどうしても吸い込むことになるので、使わないことをお勧めします。**

ゴキブリ退治スプレーの代表格は、アース製薬の「ゴキジェットプロ」で、どこのドラッグストアや薬局でも売られています。「秒速ノックダウン」と速効性を強調し

ています。しかし、「噴射気体を吸入しないでください」「万一身体に異常が起きた場合は、直ちに本品がピレスロイド系の殺虫剤であることを医師に告げて、診療を受けてください」「アレルギー症状や、かぶれなどを起こしやすい体質の人は、薬剤に触れたり、吸い込んだりしないようにしてください」と、**恐ろしげな注意表示がたくさん**あります。

「ゴキジェットプロ」に配合されている殺虫成分は、ピレスロイド系殺虫剤の「イミプロトリン」です。これは、住友化学が開発した殺虫成分で、ゴキブリに噴射すると、すぐさまノックダウンさせるという特徴があるといいます。それで、速効性を強調しているのです。

ピレスロイドとは、除虫菊の殺虫成分であるピレトリンに似せて人工的に合成した化学物質で、何種類もあります。ピレトリンと同様に殺虫効果があり、まとめてピレスロイド系殺虫剤といわれています。

ピレスロイド系殺虫剤は、哺乳類に対する毒性が弱いとされているため、家庭用の殺虫剤として使われています。しかし、実際には人間にもかなり悪影響をもたらすのです。

ピレスロイド系殺虫剤を人間が大量に吸い込んだ場合、一般に悪心（気分が悪くなること）、嘔吐、下痢、頭痛、耳鳴り、激しい眠気などが見られます。そして、重症になると、呼吸障害やふるえなどを起こします。また、気管支ゼンソクや鼻炎、結膜炎などを起こすこともあります。いずれも、気管支や消化器などの粘膜、さらに神経などに作用し、その結果として、これらの症状が現れると考えられます。

肝臓や脾臓に悪影響

住友化学では、ラットなどを使って**イミプロトリンの毒性**を調べていて、その結果が、『住友化学1998－I』という雑誌に載っています。それを読むと、**かなり怖い化学物質である**ことがわかります。一部を引用してみましょう。

「ラット1、3、6カ月間混餌投与試験では、肝臓、脾臓および血管系への影響、唾液腺／顎下腺への影響と体重増加抑制が認められた」

「イヌの慢性毒性試験では主に肝臓への影響が認められた」

「器官形成期投与試験を、ラットおよびウサギの2種の動物で実施した。両動物において、母獣に毒性が認められない投与量では胎児に影響はなかったが、母獣で毒性が認められる高投与量でのみ胎児の骨格異変が認められた」

これらの**動物実験の結果から、肝臓や脾臓、血管系などへの悪影響が現われる**可能性があります。とくに肝臓への影響が現われやすいようです。

また、最後の実験結果から、**胎児への影響**が心配されます。これは、妊娠したラットとウサギに対して、イミプロトリンを投与したところ、母ラットや母ウサギに毒性が認められた量では、胎児に骨格異常が認められたということです。どんな骨格異常なのか詳しく書かれていませんが、これは**催奇形性の疑い**があるということです。

人間に対する影響はわかっていない

イミプロトリンを使っているのは、「ゴキジェットプロ」だけではありません。アース製薬と並ぶ殺虫剤メーカーであるフマキラーの「ゴキブリフマキラーダブルジェット」にもイミプロトリンと、さらにフェノトリンが使われています。

フェノトリンも住友化学が開発したピレスロイド系殺虫剤の一つです。フェノトリンは、環境ホルモン（内分泌撹乱化学物質）の疑いが持たれています。というのも、フェノトリンをかけられたハイチ難民の男性に乳房がふくらむという現象が見られたからです。フェノトリンが環境ホルモンとして作用し、男性ホルモンの働きを妨害したと考えられています（『農薬毒性の事典・改訂版』三省堂刊より）

［ゴキブリフマキラーダブルジェット］の場合、フェノトリンとイミプロトリンが同時に噴射されるので、霧状に広がったものを吸い込んだ場合、二つの殺虫成分を一緒に吸い込むことになります。

私は、『週刊金曜日』２００６年5月19日号の「新・買ってはいけない」のコーナーでこの製品を取り上げたことがあるのですが、その際にフマキラーの営業企画部では、安全性について次のように文書で回答してきました。

「人に対する臨床試験は殺虫剤では認められておりません。よって、人を使っての試験を実施できないのが実状です。リスク評価としては、ラット等の動物を用いた毒性試験を実施しており、問題となるような結果は出ておりません。また、今までにアレルギー患者さんらの被害報告（お客様相談室へのクレーム）も挙がっておりません。ただ、一般論としてアレルギー患者は、健常者に比べ化学物質に対する感受性が強いと言われていることから『アレルギー症状やカブレなどを起こしやすい体質の人は薬剤に触れないようにすること。』という注意事項を付しています」

つまり、人間に対する影響は正確にはわからないということです。これは、人体実験ができない以上、仕方のないことなのかもしれません。しかし、前述のようにイミプロトリンはラットやイヌ、ウサギに毒性を示すことがわかっていますし、フェノトリンも環境ホルモンの疑いが持たれています。**こうした化学物質を家庭内で安易に使うのはやめた方がよい**と思います。

ホウ酸だんごでゴキブリ全滅

［ゴキジェットプロ］や［ゴキブリフマキラーダブルジェット］などの**危険な製品を使わなくても、ゴキブリを容易にしかも安全に退治する方法がある**のです。それは、ホウ酸だんごを作って、ゴキブリが出てきそうなところに置くことです。

ホウ酸だんごは、すりおろしたたまねぎ、小麦粉、砂糖などにホウ酸を混ぜて、だんご状にしたものです。私の家の近くにある喫茶店では、数年前は店のカウンター内や床などにゴキブリがうじゃうじゃいたといいます。

「それで、最初はゴキブリ退治スプレーなどを使っていたんです。しかし、全然減らなくて困っていたんですが、ある雑誌にホウ酸だんごのことが載っていて、試しに作ってみて、アルミホイルで7～8割包んで置いてみたんです。冷蔵庫の下やコンセント近くなどゴキブリが出てくる所に。そうしたら**一週間でゴキブリの姿が見えなくなり、それからまったくいなくなったん**です」と、その店のオーナーは、驚きの効果を語ってくれました。この際作ったホウ酸だんごは、小麦粉の代わりにゆでたじゃがいもを使ったといいます。

ホウ酸は弱い酸で、殺菌力はそれほど強くありませんが、目の洗浄剤として使われています。ホウ酸だんごの作り方はいろいろありますが、次のように作ればよいと思います。

まず、ホウ酸200gを用意します。目の洗浄に使った残りがあったら、それを使ってください。ない場合は、薬局で買い求めて下さい。次に以下のものを用意します。

- ●小麦粉100g
- ●たまねぎ一個（ゴキブリが好む）
- ●牛乳大さじ一杯
- ●砂糖大さじ一杯

まずたまねぎをみじん切りにして、水を加えつつ他の材料とよく混ぜ合わせます。そしてホウ酸を加えます。水の量を加減して耳たぶくらいの固さにしてください。この時、味見は絶対しないでください。ホウ酸が口から入ると、中毒を起こすからです。なお、ホウ酸は100g、あるいは50gでもかまいません。その場合は小麦粉やたまねぎなどを半分、あるいは四分の一にしてください。

人間やペットが食べないように！

次にこれを弁当のアルミ皿か、またはビンの王冠などに詰めます。これは、置くのに便利であるとともに、幼児やペットなどが間違って食べてしまわないようにするためです。このままですと、カビが生えてしまいますので、日光に当てて乾かします。この時も、**くれぐれもペットやお子さんが食べないように十分注意**してください。間違って食べると、嘔吐や下痢などの中毒を起こします。

次に、こうしてできあがったホウ酸だんごをゴキブリの出没しそうな所、すなわち冷蔵庫の下やシンクの下などに置きます。この時も、ペットやお子さんが食べないように注意してください。

ゴキブリは、ホウ酸を食べると脱水症状を起こして、水を求めて外に出て行き、そこでたいてい絶命します。あるいは、巣に戻ったゴキブリのフンを別のゴキブリが食べて、やはり脱水症状で死んでしまうことも期待できます。

なお、**薬局やドラッグストアなどでは、ホウ酸だんごの製品が売られています。**もし、自分で作るのが手間がかかって嫌だという人は、それを利用してもよいでしょう。市販のホウ酸だんごはプラスチックの容器に入っているので、これならペットやお子さんが間違って食べてしまうということもないでしょう。

得26

［サンポール］を使わなくても、安全なクエン酸で便器をきれいに

猛毒の塩素ガスが発生する心配が

［サンポール］（大日本除虫菊）は古くから販売されている製品で、ほとんどの人が知っているでしょう。値段も高くはないので、トイレ掃除に使っている人も少なくないでしょう。**主成分は塩酸**で、それが便器にこびりついた汚れを溶かしてくれます。

しかし、**塩酸は毒性が強く、肌に付着すると炎症を起こす**心配があるので、家庭内で使用するというのは、なるべく避けたいものです。

それから「サンポール」で問題なのは、**使い方を間違うと、致死性の塩素ガスが発生するという点です。塩酸は、「カビキラー」（ジョンソン）や「キッチンハイター」（花王）などに含まれる次亜塩素酸ナトリウムと混じると、化学反応を起こして、危険な塩素ガスを発生するのです。**

「サンポール」のボトルには、「まぜるな危険」という文字が黄色と赤で大きく表示されています。そして、「塩素系の製品といっしょにつかう（混ぜる）と有害な塩素ガスが出て危険」と書かれています。実はこの「まぜるな危険」という注意表示は、1987年に徳島県で発生した次のような事件を契機に書かれるようになったものです。

実際に死亡事故が起きた

ある家庭の主婦Aさん（54歳）が、浴室のカビを落とそうと塩素系カビ取り剤を使っていました。おそらくなかなかきれいに落ちなかったのでしょう。そこでAさんは、さらにタイルやトイレ用の酸性洗浄剤を一緒に使用しました。一緒に使えば、汚れがより落ちると考えたのだと思います。

ところが、それらに含まれていた成分が化学反応を起こして、黄色っぽい塩素ガスが発生しました。おそらくAさんは、家庭用の製品を使うことで、猛毒のガスが発生するとはまったく思わなかったのでしょう。そして、そのガスを吸い込んでしまい、結局、亡くなってしまったのです。

さらにその後、長野県などでも同様な死亡事故が発生しました。そこで、そうした事故を防ごうということで、「まぜるな危険」という表示が大きくなされるようになったのです。

しかし、そもそもこうした危険性を秘めている成分を、家庭用品に配合していること自体が問題なのです。とはいえ、その後も、［サンポール］などの酸性洗浄剤は売られ続けています。したがって、危険性を回避するためには、消費者側が買わないようにするしかないのです。

クエン酸は食べ物に含まれる酸

「では、何で便器を掃除すればいいの？」ということになりますが、そこでおススメしたいのが、クエン酸です。今や**クエン酸は掃除用としてとても人気があって、様々な製品が売られています**。しかも、**安い**のです。たとえば、「自然にやさしいクエン酸」（マルフクケミファ）は1袋（360g入り）が248円（税別）です。

クエン酸は、かんきつ類などに含まれている酸の一種で、その由来から**安全性はひじょうに高い**ものです。それでも酸の一種ですから、塩酸と同様にアルカリを中和して、汚れを落とす作用があるのです。

我が家では、長年便器の掃除にはクエン酸を使っています。粉末状のものを便器に振りかけて、便器用のたわしで、水とともに擦ります。すると、汚れが取れるのです。またにおいもとることができます。ぜひ一度試してみてください。

なお、クエン酸も製品によっては「まぜるな危険」と表示されたものがあります。クエン酸も酸の一種なので、次亜塩素酸ナトリウムと混じると、塩素ガスが発生するおそれがあるので、念のため表示しているのです。ただし、クエン酸は塩酸と違って、それ自体は安全性が高いものですので、安心して使ってください。

得27

茶渋取りは「キッチンハイター」より、お金のかからない卵の殻を

なぜ「まぜるな危険」なのか

食器やまな板などの漂白や殺菌に、「キッチンハイター」（花王）を使っている方は多いと思います。湯呑み茶碗についた茶渋などの汚れは、台所用洗剤だけでは落ちにくいため、どうしても漂白剤が必要となるからです。

しかし、「キッチンハイター」のボトルには、「まぜるな危険」と黄色と赤で大きく書かれています。**酸性の洗浄剤と一緒に使うと**、すなわち混ざると**猛毒の塩素ガスが**

発生するからです。

「キッチンハイター」成分は、「次亜塩素酸ナトリウム（塩素系）、界面活性剤（アルキルエーテル硫酸エステルナトリウム）、水酸化ナトリウム（アルカリ剤）」ですが、主成分の次亜塩素酸ナトリウムが、塩酸などの酸性の成分と混ざると、化学反応を起こして塩素ガスを発生させるのです。前述のように過去に徳島県や長野県などで、塩素系カビ取り剤と酸性洗浄剤を一緒に使ったため、実際に塩素ガスが発生して、死亡事故にいたったケースがあります。

それらの事件後、「まぜるな危険」と大きく表示されるようになり、塩素ガスが発生するケースはほとんどなくなったようです。しかし、**【キッチンハイター】は、混ぜなくても危険**なのです。なぜなら、**次亜塩素酸ナトリウム自体に強い毒性があるか**らです。これまでの実験で、ラットに対して、体重1kgあたり次亜塩素酸ナトリウムを0・012g経口投与したところ、半数が死亡したというデータがあります。これから推定されるヒト致死量はわずか茶さじ一杯です。

失明する危険性も

[キッチンハイター] の場合、成分の次亜塩素酸ナトリウムは水などで薄められていますが、それでも手に付いたり、目に入ったりすると、激しい痛みをともないます。とくに**目に入ると、角膜が溶けて失明する危険**があります。というのも、水酸化ナトリウムが入っているからです。これはたんぱく質を溶かす作用があるため、角膜が溶ける恐れがあるのです。

ほかに台所用漂白剤には、[キッチン泡ハイター]（花王）や[キッチンブリーチ]（第一石鹸）などがあります。前者の成分は、「次亜塩素酸ナトリウム（塩素系）、界面活性剤（アルキルエーテル硫酸エステルナトリウム）、水酸化ナトリウム」で、[キッチンハイター]と同じです。したがって、同様な危険性があるのです。

一方、[キッチンブリーチ]の成分は、「次亜塩素酸ナトリウム（塩素系）、界面活性剤（アルキルアミンオキシド）、水酸化ナトリウム」です。やはり次亜塩素酸ナトリウムと水酸化ナトリウムが入っています。

卵の殻で茶渋取り

こうした**危険性の高い漂白剤をあえて使わなくても、茶渋などの頑固な汚れを取る方法**があるのです。それは、**卵の殻を使う**方法です。これは私の祖母が実践していたものなのですが、使い終わった卵の殻を手で細かく砕いて、茶渋のこびりついた湯呑み茶碗をそれで擦るのです。すると、不思議なことに茶渋がきれいに取れるのです。

卵の殻には、薄い膜状のものが付いており、また殻は炭酸カルシウムでできているので、それらが茶渋を落としてくれるようなのです。私は、湯呑み茶碗に茶渋が付いた際には、卵の殻できれいに落としています。また、急須の茶渋も取ることができます。

得28

「サランラップ」や「クレラップ」より、安全で安いポリエチレンラップを

代表的な「サランラップ」と「ニュークレラップ」だが

食べ残した食品を冷蔵庫に入れたり、おにぎりなどを冷凍したり、あるいは食品を電子レンジで温めたりする際に、ラップフィルムを使っているという人は多いと思います。

ラップフィルムといえば、「サランラップ」（旭化成ホームプロダクツ）と「ニュークレラップ」（クレハ）が代表的で、どちらかを使っている人が多いと思いますが、

安全性の面でも経済性の面でも、これらを使うのはやめた方が賢明です。

［サランラップ］の原材料は、ポリ塩化ビニリデンという化学合成樹脂です。さらに、**添加物として、脂肪酸誘導体（柔軟剤）、エポキシ化植物油（安定剤）が使われています。**［ニュークレラップ］の原材料もポリ塩化ビニリデンで、同様に添加物として脂肪酸誘導体とエポキシ化植物油が使われています。しかし、**ポリ塩化ビニリデンには、安全性において不安な面がある**のです。

原材料と添加物の問題点

ポリ塩化ビニリデンは、塩化ビニリデンをたくさん結合させた高分子化学物質です。高分子なので、それがそのまま腸などから吸収されることはなく、排泄されてしまうので、それ自体が体に害をおよぼすということはまずありません。しかし、**ポリ塩化ビニリデン**には、**高分子化していない塩化ビニリデンが残留していて、それが溶け出すという問題がある**のです。しかも、**塩化ビニリデンには発がん性がある**のです。

これまでにマウスに塩化ビニリデンを慢性的に吸入させた実験では、**腎臓がん、乳**

がん、肺がん、肝血管肉腫などが発生することがわかっています。そして、ポリ塩化ビニリデンには、微量とはいえ塩化ビニリデンが残っていて、**油や水に溶け出す**ことがわかっています。

さらに、添加物として使われている**脂肪酸誘導体やエポキシ化植物油も食品に移行する**ことも考えられます。食品をポリ塩化ビニリデンのラップフィルムで包んで、冷凍庫に長期間入れておいた場合、食品に変なにおいが付くことがありますが、これらの添加物である可能性があります。

このほか、**【リケンラップ】**（リケンファブロ）のように、塩化ビニル樹脂を原材料としたラップフィルムも売られています。しかし、**塩化ビニル樹脂は、ポリ塩化ビニリデンよりも危険性が高い**のです。なぜなら、塩化ビニル樹脂は、塩化ビニルを高分子化して樹脂にしたものですが、**原料となる塩化ビニルは人間にがんを起こすことが明らかになっている**からです。

１９７０年代に、アメリカの塩化ビニル樹脂工場で、塩化ビニルが原因と考えられる血管のがんが、労働者に見つかっているのです。

塩化ビニル樹脂の場合も、ポリ塩化ビニリデンと同様に、高分子化していない塩化ビニルが微量残っています。したがって、それが食品に移行すると危険です。

ポリエチレン製がおススメ

一方、スーパーなどには、**【ポリラップ】**（宇部興産）や**【ワンラップ】**（日本製紙）といったラップフィルムも売られています。これらは、［サランラップ］や［ニュークレラップ］とは全く違ったものです。というのも、**原材料がポリエチレンという化学合成樹脂**だからです。そして、**添加物は使われていません。**

ポリエチレンは、炭素と水素からなる高分子物質で、透明または半透明の固体です。**エチレンを高分子化したもので、合成樹脂の中ではもっとも安全性が高い**とされています。そのため、砂糖、塩、米、菓子類などの包装や牛乳やジュースの紙パックの内装材などにも使われています。

ラットに対して、体重1kgあたり7・95gのポリエチレンを胃の中に投与した実験では、一匹も死亡しませんでした。また、ポリエチレンを5%含むえさでラットを育てた実験では、内臓や組織に異常は見られませんでした。ちなみに、エチレンは、リンゴやパイナップルなどの果実にも含まれるものなので、ポリエチレンに残留していても、安全性に問題はありません。

合成樹脂でよく問題になるのが、可塑剤《かそざい》の安全性です。**可塑剤とは、合成樹脂を軟らかくするために添加されるもので、それが食品や飲料に溶け出す可能性がある**からです。しかし、**ポリエチレンは可塑剤を添加しなくても、軟らかいフィルムを作ることができる**のです。

値段も、［ポリラップ］は、［サランラップ］や［ニュークレラップ］のおよそ2分の1です。ですから、安全性でも経済性でも、こちらが断然お得なのです。なお、耐熱温度は110度Cとやや低めですが、電子レンジで使う分には問題ありません。

得 29 室内の空間除菌剤は、まったく必要なし

空間を殺菌する成分とは？

家の中の居間や寝室、キッチン、玄関などを**除菌する製品**が、ドラッグストアなどで売られています。［クレベリン］（大幸薬品）が代表的で、床やテーブルなどに置くことで、徐々に殺菌成分が放出されて拡散し、空気中の細菌やカビ、さらにはウイルスまでも駆除するというものです。しかし、こんな製品はまったく必要ありません。

それどころか、**使い続けていると、そこで生活している人間の免疫力が低下して、病**

気になりやすくなる可能性があるのです。

現在、市販されているこの類の除菌製品は、**二酸化塩素という化学物質を放出するタイプ**です。二酸化塩素は、その名称からもわかるとおり、二つの酸素（O）が塩素（Cl）に結合したものです。常温では黄色のガスで、刺激臭があります。大幸薬品の実験によると、二酸化塩素は、大腸菌や黄色ブドウ球菌、緑膿菌、真菌（カビの一種）などに強い除菌作用を示し、さらにインフルエンザウイルスの感染力を低下させるといいます。

インフルエンザやノロウイルスなど、ウイルスは「怖い」というイメージがあります。また、細菌も、食中毒を起したり、傷を化膿させたり、あるいは病原性大腸菌O－157のように人の命をうばうものもあって、やはり「怖い」というイメージがあります。除菌製品は、それらを居間や寝室、キッチンなどの空間から取り除いてくれるというわけですから、「家族が病気になるのを防ぐために」と思って、購入している人も多いでしょう。

しかし、**細菌やウイルスを駆除するということは、見方を変えれば強い毒性がある**

ということです。だからこそ、それらを殺したり、感染力を失わせたりすることができるのです。そして、**その毒性は、細菌やウイルスだけでなく、当然人間にも作用することになる**のです。

猛毒ガスの4倍の毒性

化学物質の毒性は、一般にネズミなどの動物を使って調べられます。人間を使って調べたら、人体実験ということで犯罪になってしまうからです。そこで、動物実験が行われ、そのデータに基づいて、人間に対して毒性があるかないか、あるいはどの程度の毒性があるのか、推定されるのです。

地球上には、数多くの毒性物質がありますが、その一つに**塩素ガス**があります。これはとても毒性が強く、第一次世界大戦では、**ドイツ軍が毒ガス兵器として使ったもの**です。

その塩素ガスについて、ラットを使って毒性の強さを調べた実験があるのですが、実験に使ったラットの半数を死亡させる空気中の濃度は、146ppm（ppmは

１００万分の1を表す濃度の単位）でした。ところが、二酸化塩素の場合、同様な実験を行ったところ、半数死亡させる空気中濃度は、32ｐｐｍだったのです。少ない量で、ラットの半数を死亡させるほうが毒性が強いということになります。つまり、**猛毒ガスとして知られる塩素ガスよりも、二酸化塩素は毒性が強く、その強さは約4倍に達する**のです。

国際連合の勧告であるＧＨＳ（化学品の分類および表示に関する世界調和システム）では、急性毒性を区分1から区分5に分けていますが、**二酸化塩素は最も危険な**区分1であり、「吸入すると生命に危険」としています。したがって、**二酸化塩素の濃度が高くなれば、中毒などを起こす人が出てくる**のです。

もちろんそんなことがあったら一大事ですから、**除菌製品から放出される二酸化塩素の量を少なくして、室内の濃度が低くなるようにしているのですが、それでもこうした猛毒物質を家庭内で使う製品に配合していいものなのか、はなはだ疑問です。**

免疫力が低下する!?

こうした**毒性物質を微量とはいえ毎日吸い続けた場合、どんな影響が出るのか**はわかりませんが、人体にとってはストレスになることだけは間違いないでしょう。

そもそもこうした**除菌製品を使う必要性はない**のです。なぜなら、**家庭内の生活空間に浮遊している細菌やカビ、ウイルスはほとんど人間にとって無害**だからです。もしそうでなかったら、人間はみんな病気になってしまうはずです。

私たちの周辺には、目には見えませんが**細菌やカビ、ウイルス**などが生息しています。そして、**人間の体はそれらと常に接することで、免疫力を維持している**のです。

つまり、これらの微生物は通常人間に病気を起こすことはありませんが、それらの刺激を受けることによって、体の免疫は刺激を受けて、その力が維持されているのです。

ちなみに、細菌やカビ、ウイルスは私たちの体の中にも、たくさん生息しています。大腸には、大腸菌やビフィズス菌などの腸内細菌が約100種類、約100兆個生息しているといわれています。また、皮膚には表皮ブドウ状球菌などが、そして口内にも様々な細菌が生息しています。ですから**人間の体は微生物の巣窟《そうくつ》のようなもの**なのです。そして、**体の免疫がそれらを異常に増殖しないようにコントロールしているのです。**

つまり、**体の免疫は、体内の微生物、さらに周辺の微生物の刺激を常に受けながら、その力を維持している**のです。仮に、免疫力が失われたら、体はそれらの微生物によって占領されてしまい、滅びることになるでしょう。ですから、**免疫力を維持することは、人間が生きていくために不可欠**なのです。

ところが、**除菌製品によって、室内の細菌やカビ、ウイルスを排除してしまうと、**それらが体内に侵入してくる心配がなくなることになります。つまり、**それらの刺激がなくなってしまう**のです。すると、侵入を防ごうとして機能していた免疫が必要なくなります。その結果、**免疫力は低下する**ことになってしまうのです。

除菌の家庭製品も必要なし

私たちは日常の大半を家の中で過ごします。睡眠のとき、食事をしている時、テレビを見ている時、あるいは自分のパソコンを操作している時など。つまり、家の空間が除菌製品で除菌された場合、そうした環境の中で長時間過ごすことになります。それが毎日続いた場合、どうなるでしょうか？　答えは明らかだと思います。しだいに免疫力は低下していくと考えられます。

ところが、家の室内は除菌されていても、ひとたび外に出れば、そこは通常の環境であり、細菌やカビ、ウイルスなどが浮遊しているのです。とくに駅やデパート、学校、会社など、人がたくさんいるところは、風邪の原因ウイルスやインフルエンザウイルスなどが多く存在していると考えられます。そこに免疫力の低い人が入っていけば、当然ながら感染を受けやすくなります。

ですから、家庭内にやたらと除菌製品を置いて、**駆除する必要のないウイルスや細菌などを駆除することは**、まったく無意味なだけでなく、**感染症にかかりやすい体質を作ってしまう**ことになるのです。

さらに最近では、**家電製品でも除菌**をうたったものが出回っています。主なものとしては**エアコン**、**ストーブ**、**空気清浄器**などがあります。それらを使うと、特殊な除菌イオンが空気中に放出されて、細菌やウイルスなどを駆除するというものです。しかし、それらも除菌製品と同様で、ほとんど意味はないのです。しかも、除菌イオンを放出する機能が備えられているため、値段が高いので不経済です。

それどころか、**除菌製品と同様で、室内の微生物を減らすことによって、結果的にそこで暮らす人間の免疫力を低下させる**と考えられます。ですから、こうした製品も買わないほうがよいのです。

なお、マンションや一戸建てでも気密性の高い住宅が増えたため、室内に湿気がこもりやすくなり、カビなどが発生しやすくなっています。したがって、窓を開けたり、換気扇を回すなどして換気に注意する必要があるでしょう。それでもカビが発生してしまったり、また室内の建材や家具などから化学物が揮発するため、空気洗浄器を使わざるを得ない場合もあるでしょう。そんな時は**除菌イオンを放出しない、通常のタイプを使ったほうがよい**でしょう。

おわりに

私は２０１６年9月で62歳になりました。仕方のないことですが、50代の時に比べると、明らかに体力は低下し、また体の不調を覚えることが多くなりました。とくに免疫力が低下しているようで、風邪をひきやすくなりましたし、のどが荒れることも多くなりました。

人間の体は、免疫力と細菌やウイルスなどの微生物との拮抗関係で成り立っており、免疫力が低下して、微生物の勢力が優勢となると、風邪やのど荒れ、その他の病気が発生しやすくなります。歳をとるにしたがって、免疫力は確実に低下していきますので、感染症にかかりやすくなりますが、それを自身の体で実感しているところです。

愚痴を言っているように聞こえるかもしれませんが、さらに膝や腰などの痛みを覚えることも多くなりました。また、老眼も進んでいるようです。しかし、おそらくこれらの症状は、誰にでも起こり得ることでしょう。実際私の周辺でも、同じように不調を訴える人がとても多い状況です。

そこで、**何らかの対策を講じなければならないのですが、ここで大きく二通りに分かれるのではないかと思います。すなわち、医者や整体師や鍼灸師など、誰かに頼る人と、それをせずに自分で何とか不調を解消するように努める人です。**

前者は、一見楽なように思えますが、治療費や薬代などのお金がかかりますし、また必ずしも不調が解消されるとは限りません。場合によっては、かえって悪化することもあるでしょう。一方、後者は、本書で紹介したような方法によって、自分で改善を図るものです。ですから、お金はほとんどかかりませんし、自分の体の状態を自分で見極めながら、不調を解消できるので、安心感があります。

私はもちろん後者を選択しており、それによって健康を維持することができています。そのためここ20年間、特定検診（メタボ検診）以外は病院に行ったことがありません。その方法をみなさんにも知っていただきたいと思い、本書を執筆した次第です。

２０１７年1月　　渡辺雄二

渡辺雄二　わたなべゆうじ

科学ジャーナリスト。1954年生まれ、栃木県出身。千葉大学工学部合成化学科卒業後、消費生活問題紙の記者を経て、82年からフリーの科学ジャーナリストとなる。執筆や講演で食品、環境、医療、バイオテクノロジーなどの諸問題を消費者の視点で提起し続けている。著書にミリオンセラーとなった『買ってはいけない』（共著、金曜日）、『買ってはいけない健康食品　買ってもいい健康食品』（だいわ文庫）、『体を壊す10大食品添加物』『体を壊す13の医薬品・生活用品・化粧品』（幻冬舎新書）、『定番食品の危険度調べました』（三才ブックス）、『がんになる29の添加物を食べずに生きる方法』（宝島社）、『40代から食べるなら、どっち!?』（サンクチュアリ出版）、『アレルギーを防ぐ37の真実』『健康に長生きしたけりゃゼラチンを食べなさい』『80歳まで健康に生きる36の秘訣』『子どもと添加物　33のポイント』『水の不安をなくす30の知恵』（小社刊）などがある。

体の痛み・不調は
「お金をかけずに」自分で治せる
——得して健康になる話

発行日　2017年2月26日　第1刷発行

著　者　渡辺雄二
編集人
発行人　阿蘇品蔵
発行所　株式会社青志社
〒107-0052 東京都港区赤坂6-2-14 レオ赤坂ビル4F
（編集・営業）Tel : 03-5574-8511　Fax : 03-5574-8512
http://www.seishisha.co.jp/

印　刷　株式会社ダイトー
製　本　東京美術紙工協業組合

ISBN 978-4-86590-039-2 C0095

好評発売中！〈渡辺雄二の健康シリーズ〉

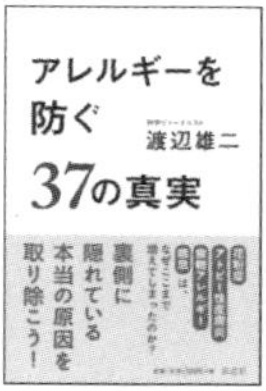

アレルギーの根本原因に迫る

アレルギーを防ぐ 37の真実

本体価格 1,000 円＋税

「花粉症」「アトピー性皮膚炎」「食物アレルギー」「喘息」は、なぜここまで増えてしまったのか？　裏側に隠れている本当の原因を取り除こう！

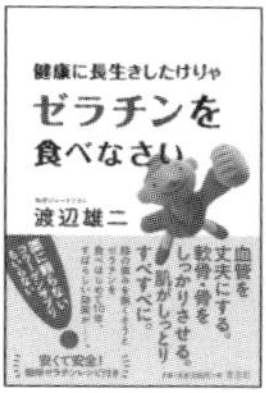

薬に頼らないコラーゲンサプリもいらない

健康に長生きしたけりゃ ゼラチンを食べなさい

本体価格 1,000 円＋税

血管を丈夫にする。軟骨・骨をしっかりさせる。肌がしっとりすべすべに。膝の痛みを無くそうとゼラチンを食べはじめて 10 年、すばらしい効果が――。安くて安全！ 簡単ゼラチンレシピ付き。

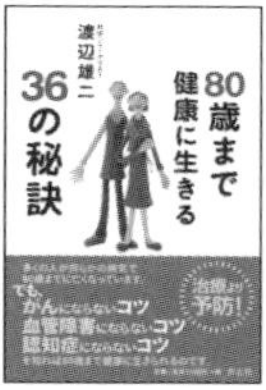

治療より予防！

80歳まで健康に生きる 36の秘訣

本体価格 1,100 円＋税

多くの人が何らかの病気で 80 歳までに亡くなっています。でも、がんにならないコツ、血管障害にならないコツ、認知症にならな いコツを知れば 80 歳まで健康で生きられるのです。

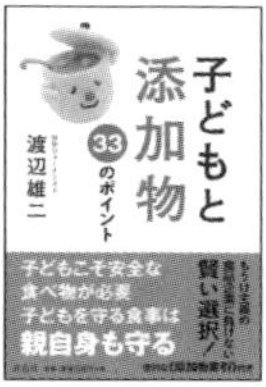

もうけ主義の食品企業に負けない賢い選択!!

子どもと添加物 33のポイント

本体価格 1,100 円＋税

日本では、いま 814 品目の添加物が許可され使われているが、その安全性は人間では確認されていない。子どもこそ安全な食べ物が必要。子どもを守る食事は親自身も守る。便利な《添加物索引》付き。

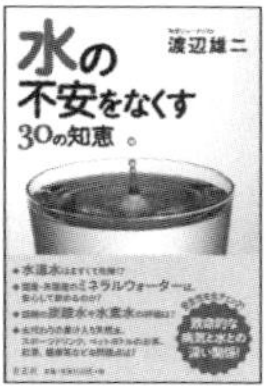

発がん、心筋梗塞、狭心症、脳梗塞、脳出血、認知症は、水がポイント!!

水の不安をなくす30の知恵

本体価格 1,100 円＋税

水道水はまずくて危険!?　国産・外国産のミネラルウォーターは、安心して飲めるのか？　話題の炭酸水や水素水の評価は？　市販されている飲料水などの問題点は？　など、安全性を全チェック！　致命的な病気と水との深い関係！